中药学

命题规律及考点解码

胡宗仁 ◎ 主编

北京科学技术出版社

图书在版编目（CIP）数据

中药学命题规律及考点解码／胡宗仁主编. -- 北京：
北京科学技术出版社，2025. -- ISBN 978 - 7 - 5714 - 4613
- 0

Ⅰ. R28

中国国家版本馆 CIP 数据核字第 20258B3Q30 号

策划编辑：张露遥　付　榕
责任编辑：张露遥
责任校对：贾　荣
责任印制：李　茗
封面设计：米　乐
版式设计：美宸佳印
出 版 人：曾庆宇
出版发行：北京科学技术出版社
社　　址：北京西直门南大街 16 号
邮政编码：100035
电　　话：0086 - 10 - 66135495（总编室）　0086 - 10 - 66113227（发行部）
网　　址：www.bkydw.cn
印　　刷：北京中科印刷有限公司
开　　本：850 mm×1168 mm　　1/32
字　　数：234 千字
印　　张：9.125
版　　次：2025 年 6 月第 1 版
印　　次：2025 年 6 月第 1 次印刷
ISBN 978 - 7 - 5714 - 4613 - 0

定　　价：69.00 元

编　委　会

自 序

全国硕士研究生招生考试，也就是我们口语所说的"考研"，是许多学子继高考之后面临的又一次人生"大考"，对以后的学术以及职业发展具有重要影响，对于医学生而言尤为重要。诸生因而寒窗苦读、孜孜不倦，以求在考研大潮中成功"上岸"。

我从 2013 年开始研究如何快速掌握考点并且做对考题，最初只是为了自己考研，后来逐渐产生了兴趣，甚至沉浸其中不能自拔，自认为在浩瀚的考研真题中发现了很多"秘密"，并开始整理编写"过目不妄"中医综合考研辅导用书。

为何要用"过目不妄"，而不是"过目不忘"呢？对于多数人而言，过目不忘是不可能的。"不妄"有两层含义：一是不要狂妄，要虚心请教，谦虚使人进步；二是不要妄动，磨刀不误砍柴工，备战考研要讲究方法策略。

经过多年的不懈努力，"过目不妄"系列资料在全国范围内引发热烈反响。从 2014 版到 2023 版，这套备考资料已历经 9 次修订，影响了数以万计的考生。特别是在湖南中医药大学、湖北中医药大学、黑龙江中医药大学、安徽中医药大学等高校中，这套资料获得了广泛的认可和好评。正如我常说的："余虽不才，悯诸生应试之苦，有怀提笔，遂深稽博考，潜精研思，以通研考之法。"回首这十年，这套资料不仅见证了我的成长，也承载了我最宝贵的青春岁月。

步入职场后，工作事务日渐繁重，我退出了考研辅导的"江湖"。为什么说是"江湖"？因为很早以前考研资料屈指可数，后来却如井喷般涌现，竞争激烈，甚至不乏"唇枪舌剑"的场面。如今，考研资料已琳琅满目，而我也从当年的热血青年成长为了一名高校教师。

本以为这段青春故事就此结束，往事只能追忆，但机缘巧合下，2024年年底，北京科学技术出版社的编辑联系了我，希望我把这套资料重新整理出版。原来，她当年使用这套资料并成功"上岸"，毕业后进入出版社工作。她认为当年的资料非常实用，因此辗转联系到我，希望能再次出版。

除了该编辑，也不断有考生找上门来。就在此刻，还有考生给我发信息："胡老师早上好！请问您这里还有最新版的'过目不妄'吗？"

这些事让我感触颇深。那些年，我在这套书上倾注了大量心血，夜以继日、乐此不疲，这段经历在我心中留下了深刻的烙印。后来，我走上了教学、科研之路，反思过去，一度觉得那几年的时光似乎被"浪费"了，仿佛走了弯路。但我没有遗憾，甚至感到自豪，因为我走过别人未曾走过的路。

明代书画家董其昌曾在《画旨》一书中写道："画家六法，一曰'气韵生动'。'气韵'不可学，此生而知之，自有天授。然亦有学得处，读万卷书，行万里路，胸中脱去尘浊，自然丘壑内营，成立鄞鄂，随手写出，皆为山水传神矣。"我坚信，读过的书、走过的路会帮助自己认清并找到真正的"自我"。因此，我鼓励学弟学妹们趁年轻多尝试，不要过于在意外界的眼光与评价，一旦选择了就全力以赴。毕竟"明日复明日，明日何其多。日日待明日，万事成蹉跎"。

思索再三，我还是决定抽出时间，结合这几年的教学和编撰经验，重新整理"过目不妄"。十年磨一剑，希望它能被发扬光大，帮助更多的人，不负我当年的豪言壮语，"君子见机，达人知命，余欲穷经皓首以通研考之变，成一家之言，指点江山于春闱，助诸生应试之功成"。

最后，祝各位考生考研成功，金榜题名！

胡京仁

2025 年 2 月 7 日

编写说明

考研应试，一定要知己知彼，这样才能在短时间内拿到比较高的分数，蛮干的效果是很差的。以中药学来说，考试范围涉及近 400 味中药，内容庞杂，记忆起来难度颇高。因此，需要做到以下三点：第一，条分缕析，把繁杂的内容条目化，这样更容易抓住重点；第二，归纳总结，把具有可比性以及特殊性的中药的共性、个性以及特性总结好，这样更容易背诵记忆；第三，取舍有度，这是很难做到的一点，应试不是背教材，一定要善于取舍、敢于取舍，重点内容重点攻破，花很多时间还不好拿分的内容适当放弃，这样才会有舍有得，轻松拿高分，反之则费力不讨好。

一本好的考试复习资料应该同时具备以上三点，以中药学来说，这需要编书人有较扎实的中医理论知识以及系统思维，而且善于从考研真题中找到出题模式和出题规律，而不是盲目整理、胡乱叠加。如果过于保守，不敢、不善于取舍，不能归纳总结、化繁为简，则本应简明扼要的考研辅导资料会变成教材的翻印；如果过于大胆，把知识点整理得过于精练化、表格化、碎片化，则会丢失中医知识原本的"味道"，轻则难以理解记忆，重则误导读者。

因此，编写一本高效的考研辅导书是很难的，既需要编书人有坚实的理论基础，还需要花时间研究与打磨，并不像有些人以为的"小儿科"。

《中药学命题规律及考点解码》包括上、中、下三篇：上篇包括中药学考试大纲、中药学高分攻略、中药学总论三部分，其中"中药学高分攻略"是全书的"灵魂"所在，旨在授之以渔；中篇是对 21 章共近 400 味中药的归纳总结，包括考点分析、仿真题和知识点总结三部分，旨在授之以鱼；下篇是中药学考研的预测题，是根据考研真题的出题模式和出题规律设计的，旨在帮助考生熟悉考试出题模式以及考点，每年都会预测中多个考研真题。

总之，这是一本帮助考生快速复习中药学的工具书，除用于考研备考外，对学生学习中药学以及工作后备考执业医师考试、住院医师规范化考试、职称考试等都有一定帮助。

出于精简实用的目的，内容会有所加工以及取舍。就像方剂歌诀一样，一首方歌不需要面面俱到，但一定要琅琅上口、重点突出、容易记忆。望读者不要以学术著作的全面性、学术性的标尺来要求它。当然，由于时间、精力以及能力、水平有限，书中难免有部分不当之处，在此表示歉意，请广大考生给予指正，以便再版时修改完善。

胡京仁

2025 年 2 月 7 日

目　录

下篇 预测题

备考指南与总论

中药学考试大纲

考研应试，首先要了解什么是全国硕士研究生招生考试临床医学综合能力（中医）考试，以下内容摘录于 2025 年考试大纲。

一、考试性质

临床医学综合能力（中医）是为医学高等院校及科研院所招收中医临床医学专业学位硕士研究生而设置的具有选拔性质的全国招生考试科目。目的是科学、公平、有效地测试考生是否具备继续攻读中医临床医学专业学位硕士所需要的医学基础理论和临床基本技能。评价的标准是高等医学院校中医临床医学专业优秀本科毕业生能达到的及格或及格以上水平，以利于各高校及科研院所择优选拔，确保中医临床医学专业硕士研究生的招生质量。

二、考察目标

临床医学综合能力（中医）考试范围包括临床医学人文精神，基础医学中的中医基础理论、中医诊断学、中药学、方剂学，临床医学中的中医内科学和针灸学。临床医学人文精神重点考查医学职业责任意识、医患沟通能力、医学伦理法规等基本职业素养；基础医学部分重点考查中医学的基本理论知识及理论联系实际的能力；临床医学部分重点考查运用中医学的理论知识，对临床常见病进行辨证论治，解决临床实际问题的能力。

本考试旨在从三个层次上测试考生对中医学理论知识以及医学人文知识的掌握程度和运用能力。三个层次的基本要求分别为：

（1）熟悉记忆：熟悉记忆中医学基础理论，诊法与辨证，常用中药的药性功用，方剂的组成用法、功用主治、配伍意义，腧穴的定位主治、刺灸法，以及临床常见病证的辨证论治规律、医学人文等知识，并准确理解相关概念和基本原理。

（2）**分析判断**：运用中医学的基本理论和方法，分析解释病证发生发展及诊治的机制，并对常用中药、方剂、腧穴、治法及病证进行分析与判断；运用医学人文相关知识，分析判断医患沟通、医学伦理法规等问题。

（3）**综合运用**：综合运用中医学基本理论和方法，阐释有关的理论问题，并对临床常见病证进行诊断、立法、遣药处方、针灸治疗；综合运用医学人文基本理论和方法，解决临床和医学研究中常见的伦理法规等问题。

三、考试形式和试卷结构

1. 试卷满分及考试时间

本试卷满分为 300 分，考试时间为 180 分钟。

2. 答题方式

答题方式为闭卷、笔试。

3. 试卷内容结构

中医基础理论	约 13%
中医诊断学	约 13%
中药学	约 13%
方剂学	约 13%
中医内科学	约 28%
针灸学	约 14%
临床医学人文精神	约 6%

4. 试卷题型结构

A 型题

第 1~36 小题，每小题 1.5 分，共 54 分

第 37~81 小题，每小题 2 分，共 90 分

B 型题

第 82~105 小题，每小题 1.5 分，共 36 分

X 型题

第 106~165 小题，每小题 2 分，共 120 分

其中，中药学考题一般在 A 型题第 19~27 题，B 型题第 90~93 题，X 型题第 126~135 题，共 39.5 分。

四、中药学考试大纲

（1）中药、本草、中药学的概念，历代本草学的主要成就及其主要代表作。

（2）道地药材的概念与意义，中药的产地与疗效的关系，适时采集中药的目的与方法，中药炮制的概念、目的和主要方法。

（3）中药药性、药性理论的概念；四气、五味、归经、升降浮沉的概念，确定依据，所代表药性的作用及指导临床用药的意义；影响升降浮沉的因素；中药毒性的概念、中药中毒的原因，以及应用有毒中药的注意事项。

（4）中药配伍的概念、目的与方法，配伍禁忌、妊娠用药禁忌、证候用药禁忌、服药饮食禁忌的概念及内容，中药剂量的概念及确定剂量的依据，中药汤剂的煎煮方法及服药的时间与方法。

（5）按功效分类的各类药物的含义、性能特点、功效、适应证、配伍方法及使用注意。

（6）下列临床常用中药的**药性、功效、主治病证、常用配伍、用法用量、使用注意及相似功用鉴别要点**。

1）解表药：麻黄、桂枝、紫苏叶、生姜、荆芥、防风、香薷、羌活、白芷、细辛、苍耳子，薄荷、牛蒡子、蝉蜕、桑叶、菊花、葛根、柴胡、升麻、蔓荆子。

2）清热药：石膏、知母、栀子、芦根、天花粉、夏枯草、决明子，黄芩、黄连、黄柏、龙胆、苦参、白鲜皮，金银花、连翘、蒲公英、紫花地丁、鱼腥草、射干、山豆根、白头翁、大青叶、板蓝根、青黛、贯众、重楼、土茯苓、熊胆粉、生地黄、玄参、牡丹皮、赤芍、水牛角，青蒿、地骨皮、

白薇。

3）泻下药：大黄、芒硝，火麻仁，甘遂、巴豆霜、牵牛子、京大戟、芫花。

4）祛风湿药：独活、木瓜、威灵仙、蕲蛇，秦艽、防己，桑寄生、五加皮。

5）化湿药：苍术、厚朴、广藿香、佩兰、砂仁、豆蔻。

6）利水渗湿药：茯苓、薏苡仁、泽泻、猪苓，车前子、滑石、木通、通草、石韦、瞿麦、萆薢，茵陈、金钱草、虎杖。

7）温里药：附子、肉桂、干姜、吴茱萸、花椒、丁香、高良姜。

8）理气药：陈皮、青皮、枳实、枳壳、木香、香附、乌药、沉香、檀香、川楝子、薤白。

9）消食药：山楂、莱菔子、鸡内金。

10）驱虫药：使君子、苦楝皮、槟榔、雷丸。

11）止血药：大蓟、小蓟、地榆、槐花、白茅根、苎麻根，白及、仙鹤草，三七、茜草、蒲黄，艾叶。

12）活血化瘀药：川芎、延胡索、郁金、姜黄、乳香、没药、五灵脂，丹参、红花、桃仁、益母草、泽兰、鸡血藤、牛膝、王不留行、土鳖虫、马钱子、血竭，三棱、莪术、水蛭、斑蝥。

13）化痰止咳平喘药：半夏、天南星、白附子、芥子、旋覆花、白前，川贝母、浙贝母、瓜蒌、胆南星、桔梗、竹茹、苦杏仁、紫苏子、百部、紫菀、款冬花、桑白皮、葶苈子、白果。

14）安神药：朱砂、磁石、龙骨、琥珀，酸枣仁、柏子仁、远志。

15）平肝息风药：石决明、牡蛎、代赭石，羚羊角、牛黄、钩藤、天麻、地龙、全蝎、蜈蚣、僵蚕。

16）开窍药：麝香、石菖蒲。

17）补虚药：人参、西洋参、党参、太子参、黄芪、白术、山药、甘草，鹿茸、淫羊藿、巴戟天、杜仲、续断、菟丝子、补骨脂、紫河车、肉苁蓉、蛤蚧、冬虫夏草，当归、熟地黄、白芍、何首乌、阿胶，北沙参、南沙参、麦冬、天冬、玉竹、石斛、百合、黄精、枸杞子、墨旱莲、女贞子、龟甲、鳖甲。

18）收涩药：五味子、乌梅、诃子、肉豆蔻、赤石脂，山茱萸、覆盆子、桑螵蛸、海螵蛸、金樱子、莲子、芡实、椿皮。

19）涌吐药：常山。

20）攻毒杀虫止痒药：雄黄、硫黄、蟾酥、蛇床子。

21）拔毒化腐生肌药：红粉、炉甘石、硼砂。

（7）下列临床常用中药的**药性、功效、主治病证、用法用量、使用注意及相似功用鉴别要点**。与（6）相比，此部分中药考试内容没有"常用配伍"。

1）解表药：藁本、辛夷、葱白，淡豆豉、浮萍、木贼、谷精草。

2）清热药：淡竹叶、密蒙花、青葙子、秦皮，穿心莲、野菊花、白花蛇舌草、败酱草、大血藤、马勃、马齿苋、鸦胆子、漏芦、山慈菇、半边莲，白蔹，紫草，银柴胡、胡黄连。

3）泻下药：番泻叶、芦荟，郁李仁，商陆。

4）祛风湿药：川乌、草乌、乌梢蛇、海风藤、青风藤、昆明山海棠、穿山龙、雷公藤、络石藤、豨莶草、臭梧桐、桑枝、海桐皮，狗脊。

5）化湿药：草豆蔻、草果。

6）利水渗湿药：香加皮，枳椇子、海金沙、萹蓄、地肤子、冬葵子、灯心草，珍珠草。

7）温里药：小茴香、荜茇、荜澄茄、胡椒。

8）理气药：柿蒂、荔枝核、佛手、香橼、大腹皮、刀豆、梅花、玫瑰花、甘松。

9）消食药：六神曲、麦芽、稻芽。

10）驱虫药：南瓜子、鹤草芽、榧子。

11）止血药：侧柏叶，棕榈炭、血余炭、紫珠叶，炮姜、灶心土。

12）活血化瘀药：降香、银杏叶、月季花、苏木、自然铜、骨碎补、儿茶、刘寄奴，虻虫。

13）化痰止咳平喘药：皂荚，天竺黄、竹沥、前胡、胖大海、海藻、昆布、黄药子、海蛤壳、海浮石、礞石，马兜铃、枇杷叶、洋金花。

14）安神药：首乌藤、合欢皮、灵芝。

15）平肝息风药：珍珠母、刺蒺藜、罗布麻叶，珍珠。

16）开窍药：冰片、苏合香。

17）补虚药：白扁豆、大枣、刺五加、绞股蓝、红景天、沙棘、蜂蜜、仙茅、益智仁、锁阳、沙苑子、核桃仁、龙眼肉，桑椹。

18）收涩药：麻黄根，五倍子、罂粟壳、禹余粮、石榴皮、鸡冠花。

19）涌吐药：瓜蒂、胆矾。

20）攻毒杀虫止痒药：土荆皮、白矾、蜂房、大蒜。

21）拔毒化腐生肌药：砒石、铅丹、轻粉。

中药学高分攻略

考纲要求掌握近 400 味中药，包括药性、功效、主治病证、常用配伍、用法用量、使用注意及相似功用鉴别要点等内容。我们用几个月的时间来背这近 400 味药的考点远不够用。事实上，考研是有重点可言的，而找到了命题规律就等于找到了重点。命题规律藏在历年的真题里，我们背知识点一定要和考试密切接轨，怎么考就怎么背，其中中药最需要的是对比记忆。通过系统研究中药历年真题发现，中药的命题模式总结起来就九个字：考个性、考共性、考特性。

考个性的命题模式是这样的："＊＊具有而＊＊不具有的功效是"。示例：

1. 秦艽具有而防己不具有的功效是（   ）
   A. 利水消肿   B. 活血通络
   C. 清湿热   D. 清热解毒
2. 络石藤具有而桑枝不具有的功效是（   ）
   A. 凉血消肿   B. 清利湿热
   C. 活血通络   D. 利尿通淋
3. 薏苡仁具有而茯苓不具有的功效是（   ）
   A. 清心除烦   B. 健脾
   C. 宁心安神   **D. 解毒散结**

考个性就是考药与药之间的区别。中药学教材上相连的几味药，通常功效和主治都很接近，如升麻与柴胡、金银花与连翘、大青叶与青黛、补骨脂与益智仁等，举不胜举。这些中药经常是出题点。

考共性的命题模式是这样的："＊＊与＊＊均具有的功效是"，"＊＊与＊＊均可治的是"，或"＊＊与＊＊功效的共同点是"等。示例：

1. 川贝母、浙贝母的功效共同点是（　　）
   A. 清热化痰，宽胸散结　　B. 清热化痰，养阴润肺
   C. 清热化痰，散结消痈　　D. 清热化痰，清心定惊
2. 附子、肉桂功效的共同点是（　　）
   A. 回阳救逆，温中止呕　　B. 引火归元，温通经脉
   C. 补火助阳，散寒止痛　　D. 回阳通脉，温肺化饮
3. 附子与干姜的功效共同点是（　　）
   A. 补火助阳　　　　　　**B. 回阳救逆**
   C. 温中散寒　　　　　　D. 温肺化饮
4. 石膏和知母共同的主治病证是（　　）
   A. 胃火牙痛　　　　　　**B. 肺热咳嗽**
   C. 骨蒸潮热　　　　　　**D. 内热消渴**

　　共性就是共同点，同一章顺序相连的几味中药最具有共性。有的是大范围比较的共性，不限于某一章节内。考查均具有某种功效、均可治疗某种病证或均有某种共性的几味中药，以多选题的形式出现。示例：

1. 下列驱虫药中，具有泻下通便作用的有（　　）
   A. **榧子**　　B. **鹤草芽**　　C. 苦楝皮　　D. **槟榔**
2. 治疗肺痈，宜选用的药物有（　　）
   A. **芦根**　　B. 大血藤　　C. **鱼腥草**　　D. **薏苡仁**
3. 炒后增强健脾止泻功效的是（　　）
   A. **白术**　　B. **白扁豆**　　C. **山药**　　D. 太子参
4. 下列药物中，既治血热出血，又治热毒痈肿的是（　　）
   A. 芦根　　B. **苎麻根**　　C. 白茅根　　D. **栀子**

　　考特性多以单选题的形式出现，特性是某味中药有别于其他中药的特殊之处。示例：

1. 下列药物中，可内服但宜慎用的是（　　）
   A. 炉甘石　　B. 土荆皮　　C. 红粉　　D. **硼砂**
2. 止咳宜蜜制，止痛宜醋制的药物是（　　）
   A. 乌梅　　B. **罂粟壳**　　C. 五味子　　D. 五倍子
3. 解表宜生用，止泻宜煨用的是（　　）

A. 防风　　　　**B. 葛根**　　　　C. 升麻　　　　D. 苍术

我们记中药一定要有层次地记，而不是一味一味地记，否则知识点是零散的。记中药要在整体中记忆，在对比中记忆！一章就是一个整体，这是第一层次；有共性的几味药是个小整体，这是第二层次，它们很具有可比性，要记住它们的异同点；有了上面两个层次的基础后，我们再在里面加特性，把最小的知识点加进去，这就是第三层次。

下面以发散风寒药为例展示怎么记中药：

记中药第一步：背目录。背目录很重要，背了目录第一个层次就建立起来了。如发散风寒药的目录：麻桂紫生香荆防，羌白细藁葱辛苍。发散风寒药要考的有 14 味，它们的整体共性就是发散风寒，背了目录后，至少知道这些中药是发散风寒的而不是发散风热的。

记中药第二步：对比记忆。找出有共性的中药，把它们的功效编码成容易记忆的形式，以下举例：

地　龙：清热定惊，利尿消肿，清肺平喘，通络（平肝息风药）

麻　黄：发汗解表，利水消肿，宣肺平喘/散寒通滞

香　薷：发汗解表，利水消肿，化湿和中

浮　萍：发汗解表，利水消肿，透疹止痒（发散风热药）

辛　夷：解表散寒，　　　　　通鼻窍

白　芷：解表散寒，祛风止痛，通鼻窍，燥湿止带，消肿排脓/祛风止痒

细　辛：解表散寒，祛风止痛，通鼻窍，温肺化饮/通窍醒神

苍耳子：解表散寒，祛风止痛，通鼻窍

独　活：解表散寒，祛风止痛，除湿通痹（祛风湿药）

羌　活：祛风解表，胜湿止痛

防　风：祛风解表，胜湿止痛，止痉

藁　本：祛风解表，胜湿止痛

荆　芥：祛风解表，透疹消疮，炒炭止血

记中药第三步：归纳总结。有了上面的基础后，就要根据命题规律和命题模式来添砖加瓦，把其他要考的知识点加进去。记中药是一个反复记忆的过程，没有人能一蹴而就，所以要反复强化记忆。

中药学是中医综合里非常需要归纳总结的一门，此部分考题的综合性强，如下：

1. 下列药物中，属于妊娠禁用药的是（　　）

    A. 川乌　　　B. 莪术　　　C. 商陆　　　D. 桃仁

2. 下列药物中，孕妇慎用的有（　　）

    A. 肉桂　　　B. 瞿麦　　　C. 槟榔　　　D. 枳实

3. 下列药物既能平肝潜阳，又能清肝明目的是（　　）

    A. 石决明　　B. 珍珠母　　C. 钩藤　　　D. 羚羊角

4. 下列药物中，具有化浊降脂功效的是（　　）

    A. 木瓜　　　B. 泽泻　　　C. 山楂　　　D. 制何首乌

5. 既能凉血止血，又能收敛止血的药物是（　　）

    A. 地榆　　　B. 苎麻根　　C. 侧柏叶　　D. 紫珠叶

看了这些题目大家就知道，单纯背中药功效是不够用的，背了功效也不一定做得出这些题目，这些题目的答案大多都源于教材上中药的主治，考前归纳总结好才能在考场上轻松做出来。大多数人没有时间去看教材，就算看几遍也不会有太多印象，因为太多、太杂。而本书已经为大家把这些综合性的知识点归纳总结好了。

归经要不要背？近 400 味中药都有可能考，但我们不可能把所有中药的归经背下来，而且部分中药的归经是可以通过功效推理出来的。如：

1. 下列各项中，属于黄精归经的是（　　）

    A. 肺经　　　B. 脾经　　　C. 心经　　　D. 肾经

黄精的功效：补气养阴，健脾，补肺益肾。如果记住了功效，那么它的归经显而易见。归经多数情况下只考一个题目，建议大家不要专门花时间去背。

中药的用量要不要背？用量多数情况下只考一个题目，而且是考特殊用量，即考那些小于常规用量的药物，它们大多是有毒性的中药。建议大家也不要专门花时间去背。

中药的主治是不是每个都要背？肯定不是，中药的复习主要是背功效，主治重在理解，记住特殊主治就可以了。用麻黄举例，麻黄的功效是发汗解表、宣肺平喘、利水消肿，根据功效来推理它的主治，发汗解表可以治风寒感冒，宣肺平喘可以治喘证，利水消肿可以治水肿，这些主治是不需要再花时间去背的，麻黄还可散寒通滞，治风寒湿痹、阴疽痰核，这是比较特殊的，根据功效推理不出来，所以要挑出来记忆。

因此，本书并没有把中药的所有主治按照教材罗列出来，原因有二：①部分主治可以根据功效推导出来；②这部分不重要，可适当舍去以减轻负担。

另外，本书最大的价值就是挖掘了"藏在"教材里的中药共性、个性、特性，把中药的功效重新编码成与考试紧密联系而且容易记忆的对比形式。这样大家背中药功效就会一目了然，不易混淆。

方剂考研真题中每年都会有几个关于方中某味中药用意的题目，要答对这些题目必须要有很好的中药学理论基础。本书将中药与方剂结合起来，中药主治后面会附上这个主治所对应的方剂，为大家的方剂复习铺路。我们在复习中药时，也要顺带复习方剂，两者兼顾，加深理解。比如复习中药麻黄时，要想到麻黄汤中的麻黄起发汗解表、宣肺平喘的作用，而阳和汤中的麻黄起散寒通滞的作用。

中药学总论

总论内容繁杂琐碎，其中五味、升降浮沉和配伍等内容须要重点复习。下面列出 20 点内容供大家复习。

一、中药、本草、中药学的概念

中药是指在中医理论指导下，用于预防、治疗、诊断疾病并具有康复与保健作用的物质。中药以植物药居多，自古相沿多将中药称为本草。中药学是研究中药的基本理论和常用中药的来源、产地、采集、炮制、性能、功效、临床主治规律等知识的一门学科。

二、历代本草学的主要成就及其主要代表作

《五十二病方》载药 240 余种（考过 2 次）。

《神农本草经》是现存最早的本草专著，载药 365 种，论述了中药的基本理论，如四气五味等，"药有寒热温凉四气"（考过 2 次）。

《本草经集注》由陶弘景撰写，首创按药物自然属性分类的方法，首创"诸病通用药"（考过 3 次）。

《新修本草》（又称《唐本草》）由李勣、苏敬等主持编撰，是世界上最早的一部药典学著作，编排时采用了图文对照的方法（考过 2 次）。

《本草拾遗》作者陈藏器，书中提出药有宣、通、补、泻、轻、重、涩、滑、燥、湿十种（考过 1 次）。

《经史证类备急本草》（简称《证类本草》）作者唐慎微（考过 2 次）。

《本草衍义》最早提出要按年龄老少、体质强弱、疾病新久等决定药量，首次改"四气"为"四性"（考过 2 次）。

《本草纲目》载药 1892 种，是本草学巨著（考过 1 次）。

《本草品汇精要》是我国封建社会最后一部大型官修本草（考过1次）。

《白猿经》最早记载提炼乌头碱结晶（考过2次）。

《本草纲目拾遗》由赵学敏所著，增收新药最多（考过2次）。

三、道地药材的概念与意义

道地药材是优质纯真药材的专用名词，是指历史悠久、产地适宜、品种优良、产量宏丰、炮制考究、疗效突出、带有地域特点的药材。常见的道地药材有：甘肃的当归，宁夏的枸杞子，青海的大黄，内蒙古的黄芪，东北的人参、细辛、五味子，山西的党参，河南的"四大怀药"——地黄、牛膝、山药、菊花，云南的三七、茯苓，四川的黄连、川芎、乌头，山东的阿胶，浙江的白术、乌药，江苏的薄荷、苍术，广东的陈皮、砂仁。（2022-19、2024-19）

四、中药产地与药效的关系

中药材的生产，无论品种、产量和质量都有一定的地域性。

五、适时采集中药的目的与方法

中药的采收时节和方法对确保药物的质量至关重要。全草大多数在植物枝叶茂盛、花朵初开时采集。叶类通常在花蕾将放或正盛开的时候采收。花类药材，一般采收未开放的花蕾或刚开放的花朵。果实类药物一般在果实成熟时采收，种子类药物通常在果实成熟后采集。根、根（块）茎一般以早春或深秋时节采收为佳。树皮、根皮通常在春、夏时节植物生长旺盛、植物体内浆液充沛时采集。

六、中药炮制的概念、目的和主要方法

炮制是指中药在应用前或制成各种剂型前，根据中医药理论，依照辨证论治用药的需要和药物的自身性质，以及调剂、制剂的不同要求，而进行必要的加工处理的过程。

中药炮制的目的（结合具体药物理解）：①纯净药材，保证质量，分拣药物，区分等级；②切制饮片，便于调剂制剂；③干燥药材，便于贮藏；④矫味、矫臭，便于服用，如酒制乌梢蛇，醋炒五灵脂，麸炒白僵蚕、斑蝥；⑤降低毒副作用，保证安全用药，如醋煮甘遂、京大戟；⑥增强药物功能，提高临床疗效，如醋制延胡索，蜜炙麻黄、款冬花、紫菀，酒制大黄；⑦改变药物性能，扩大主治范围，如生地酒制成熟地，生首乌炮制为制首乌（2015-29），天南星炮制为胆南星；⑧引药入经，便于定向用药，如盐炒知母、黄柏、杜仲增强入肾经作用，醋炒柴胡、香附、青皮增强入肝经作用。

炮制方法重点了解醋制和水飞法。

醋制的作用：①引药入肝经、增强活血止痛效果，如延胡索（2016-29）、柴胡、自然铜、香附、青皮等；②降低药物毒性，如商陆、甘遂、大戟、芫花等；③矫臭矫味，如五灵脂。

水飞是借药物在水中的沉降性质分取药材极细粉末的方法，常用于矿物类、甲壳类药物的制粉，如朱砂、炉甘石、滑石、蛤粉、雄黄（2012-29、2022-20）等。

七、中药药性、药性理论的概念

中药的性能也称药性，包括药物发挥疗效的物质基础和治疗过程中所体现出来的作用。研究药性形成的机制及其运用规律的理论称为药性理论，其基本内容包括四气五味、升降浮沉、归经、有毒无毒等。

八、四气

四气就是寒热温凉四种不同的药性，又称四性。它反映了药物对人体阴阳盛衰、寒热变化的作用倾向，为药性理论的重要组成部分，是说明药物作用的主要理论依据之一。药性的寒热温凉是由药物作用于人体所产生的不同反应和所获得的不同疗效而总结出来的，它与所治疗疾病的寒热性质是相对而言的。寒凉药主要用于阳热证，温热药主要用于阴寒证。

九、五味（重点掌握）

五味是指药物所具有的酸、苦、甘、辛、咸不同的药味，因而具有不同的治疗作用。有些还有淡味或涩味，因而实际上不止五种。五味的产生，是通过口尝和临床实践观察总结出来的。

（1）酸："能收、能涩"，即具有收敛固涩的作用。一般固表止汗、敛肺止咳、涩肠止泻、固精缩尿、固崩止带的药物多具有酸味。酸味药多用治自汗盗汗、肺虚久咳、久泻久痢、遗精滑精、遗尿尿频、崩带不止等滑脱不禁的病证。此外，部分酸味药还具有生津的作用，也用治津亏口渴。（2011-31）

（2）苦："能泄、能燥、能坚"，即具有清泄火热、泄降气逆、通泄大便、燥湿、坚阴（泻火存阴）等作用。一般来说，清热泻火、下气平喘、降逆止呕、通利大便、清热燥湿、苦温燥湿、泻火存阴的药物多具有苦味。苦味药多用治火热证、喘咳、呕恶、便秘、湿证、阴虚火旺证等。（2013-30、2021-126）

（3）甘："能补、能和、能缓"，即具有补益、和中、调和药性与缓急止痛的作用。一般来说，滋养补虚、调和药性与缓解疼痛的药物多具有甘味。甘味药多用治正气虚弱、食积不化、脘腹挛急疼痛，还可用于调和药性、中毒解救。

（4）辛："能散、能行"，即具有发散、行气、行血的作用。一般来说，解表药、行气药、活血药多具有辛味。辛味药多用治表证及气血阻滞之证。

（5）咸："能下、能软"，即具有泻下通便、软坚散结的作用。一般来说，泻下或润下通便及软化坚硬、消散结块的药物多具有咸味。咸味药多用治大便燥结、痰核、瘿瘤、癥瘕痞块等证。（2009-29、2025-126）

（6）淡："能渗、能利"，即具有利水渗湿的作用，故有些利水渗湿的药物具有淡味。淡味药多用治水肿、脚气浮肿、小便不利之证。（2023-19）

（7）涩：与酸味药的作用相似，具有收敛、固涩的作用。多用治自汗盗汗、久泻久痢、遗尿尿频、遗精滑精、崩带不止等滑脱不禁的病证。本草文献常以酸味代表涩味的功效，或与酸味并列，标明药性。

十、升降浮沉（重点掌握）

升降浮沉是药物对人体作用的不同趋向性。升，即上升提举，趋向于上；降，即下达降逆，趋向于下；浮，即向外发散，趋向于外；沉，即向内收敛，趋向于内。它是与疾病所表现的趋向性相对而言的。药物升降浮沉作用趋向性的形成，虽然与药物在自然界生成禀赋不同、形成药性不同有关，并受四气、五味、药物质地轻重、炮制、配伍等诸多因素的影响，但更主要的是与药物作用于机体所产生的不同疗效、所表现出的不同作用趋向密切相关。它是通过药物作用于机体所产生的疗效而概括出来的用药理论。

（1）升浮药（药性偏辛、甘、温）：解表药、温里药、祛风寒湿药、行气药、活血祛瘀药、开窍药、补益药、涌吐药。

（2）沉降药（药性偏酸、苦、咸、寒）：清热药、泻下药、利水渗湿药、降气平喘药、降逆和胃药、安神药、平肝息风药、收敛止血药、收涩药。（2008-31、2010-29、2012-30、2015-141）

十一、归经

归经是药物作用的定位，表示药物作用部位。归经是指药物对于机体某部分的选择性作用，即某药对某些脏腑经络有特殊的亲和作用，因而对这些部位的病变起着主要或特殊的治疗作用，药物的归经不同，其治疗作用也不同。它是经过长期临床实践，从药物的疗效中归纳总结出来的用药理论。

十二、毒性

古代把药物的毒性看作是药物的偏性，现代认为毒性一般系指药物对机体所产生的不良影响及损害性。中药中毒的主要原因包括：①服用剂量过大，或时间过长；②误服伪品；③炮制不当；④制剂服法不当；⑤配伍不当。在应用毒药时要针对体质的强弱、疾病部位的深浅，恰当选择药物并确定剂量，中病即止，不可过服，以防止过量和蓄积中毒。同时要注意配伍禁忌，凡两药合用能产生剧烈毒副作用的禁止同用，并严格把控毒药的炮制工艺，以降低毒性；对某些毒药要采用适当的制剂形式给药。

十三、配伍（非常重要）

按照药物的不同特点，有选择地将两种或两种以上的药物配合在一起应用，称为配伍。包括单行、相须、相使、相畏、相杀、相恶、相反七个方面。相须与相使，相畏与相恶容易混淆，经常考，重在理解两者的区别。相反包括"十八反"和"十九畏"，年年必考，必须牢记。

（1）相须：就是两种功效类似的药物配合应用，一般是同一类药，如麻黄配桂枝、附子配干姜、陈皮配半夏、全蝎配蜈蚣，也有极少数是不同类的，如知母配贝母，可以增强原有药物的功效。

（2）相使：就是以一种药物为主，另一种药物为辅，两药合用，辅药可以提高主药的功效，一般是不同类的药物，如黄芪配茯苓、石膏配牛膝、白芍配甘草、黄连配木香、枸杞配菊花、黄连配吴茱萸、黄柏配苍术，也有少数是同一类的，如大黄配芒硝。

（3）相畏：就是一种药物的毒副作用能被另一种药物所抑制，如半夏畏生姜（2020-19）、甘遂畏大枣、熟地畏砂仁、常山畏陈皮、天南星畏生姜。

（4）相杀：就是一种药物能够消除另一种药物的毒副作用，如羊血杀钩吻毒、金钱草杀雷公藤毒、麝香杀杏仁毒、绿豆杀巴豆毒、生白蜜杀乌头毒、防风杀砒霜毒。注意：相畏和相杀是同一配伍关系的不同提法，都是指两种药物同用能减轻毒副作用，相畏是受彼之制，相杀是制彼之毒。

（5）相恶：就是一种药物能破坏另一种药物的功效，如人参恶莱菔子、生姜恶黄芩、吴茱萸恶甘草。

（6）相反：就是两种药物同用能产生剧烈的毒副作用，包括"十八反"和"十九畏"，相反是年年必考内容，必须牢记。"本草明言十八反，半蒌贝蔹及攻乌，藻戟遂芫俱战草，诸参辛芍叛藜芦。"即乌头反贝母、瓜蒌（天花粉）、半夏、白及、白蔹；甘草反大戟、甘遂、芫花、海藻（2023-126）；藜芦反"诸参"（人参、西洋参、党参、丹参、玄参、沙参、苦参等）和细辛、芍药（白芍、赤芍），"诸参"不包括太子参，藜芦不反太子参（2019-126）。特别注意："十九畏"不是相畏，而是相反，即硫黄反朴硝，水银反砒霜，狼毒反密陀僧，巴豆反牵牛，丁香反郁金，草乌、川乌反犀角，牙硝反三棱，官桂反赤石脂，人参反五灵脂（2021-133、2025-133）。

十四、配伍禁忌

配伍禁忌指某些药物合用会产生或增强剧烈的毒副作用或降低、破坏药效，因而应该避免配合使用。配伍禁忌有"十八反"和"十九畏"。

十五、证候用药禁忌

由于药性不同，药物作用各有专长和一定的适应范围，因此对于某类或某种病证，应当避免使用某类或某种药物，称证候用药禁忌。如麻黄适用于外感风寒表实证，表虚证则禁用。

十六、妊娠用药禁忌

妊娠用药禁忌是指妇女妊娠期治疗用药的禁忌。慎用药包括活血化瘀药、行气药、攻下导滞药、药性辛热的温里药以及性质滑利之品，如桃仁、红花、大黄、牛膝、肉桂、干姜、枳实、附子、木通、冬葵子、瞿麦等（2020-128、2023-131）。禁用药包括毒性强的、作用峻猛的以及堕胎作用较强的药，如京大戟、巴豆霜、牵牛子、麝香、商陆、三棱、莪术、斑蝥、马钱子、水蛭、川乌、草乌、雄黄、砒石等（2021-127、2024-133、2025-127）。

孕妇慎用药总结：桂枝、蝉蜕、天花粉、射干、大黄、芒硝、番泻叶、芦荟、郁李仁、雷公藤、薏苡仁、木通、通草、冬葵子、虎杖、瞿麦、附子、肉桂、干姜、吴茱萸、枳实、枳壳、槟榔、姜黄、五灵脂、益母草、桃仁、红花、牛膝、乳香、没药、自然铜、苏木、血竭、刘寄奴、王不留行、月季花、代赭石、牛黄、冰片、赤石脂、禹余粮、硫黄、蟾酥。

孕妇禁用药总结：重楼、甘遂、京大戟、芫花、商陆、牵牛子、巴豆霜、朱砂、全蝎、蜈蚣、麝香、雄黄、红粉、轻粉、砒石、铅丹、土鳖虫、三棱、莪术、虻虫、斑蝥、马钱子、水蛭、川乌、草乌、雷公藤、昆明山海棠。

十七、服药饮食禁忌

服药饮食禁忌指服药期间对某些食物的禁忌。一般应忌食生冷、油腻、腥膻、有刺激性的食物。由于病情的不同，饮食禁忌也有区别。如热性病应忌食辛辣、油腻、煎炸性食物。

十八、中药剂量

中药剂量一般指每味中药的成人一日量。剂量与药性、配伍、体质、病情、年龄、性别等有关。

十九、中药汤剂的煎煮方法

先将药材浸泡 30～60 分钟，用水量以高出药面为度。一般中药煎煮 2 次，第二煎加水量为第一煎的 1/3～1/2。2 次煎液去渣滤净混合后分 2 次服用。解表药、清热药宜武火煎煮，时间宜短，煮沸后煎 3～5 分钟即可；补养药需用文火慢煎，时间宜长，煮沸后再续煎 30～60 分钟。某些药物须用先煎、后下、包煎、另煎、烊化、泡服、冲服、煎汤代水等特殊煎煮法。

（1）先煎：主要指一些有效成分难溶于水的金石、矿物、介壳类药物，应打碎先煎，如磁石、代赭石、生石膏、瓦楞子、龙骨、牡蛎、海蛤壳、珍珠母、石决明、龟甲、鳖甲等。此外，附子、川乌、草乌等毒性强的药物，宜先煎，久煎可以降低毒性。（2021-128、2025-128）

（2）后下：主要指一些气味芳香的药物，久煎其有效成分易于挥发而药效降低，如薄荷、青蒿、砂仁、沉香、白豆蔻、草豆蔻等。此外，有些药物虽不属芳香药，但久煎也能破坏其有效成分，如钩藤、大黄、番泻叶等亦属后下之列。

（3）包煎：主要指那些黏性强、粉末状及药材表面带有绒毛的药物，宜先用纱布袋装好，再与其他药物同煎，以防止药液混浊或刺激咽喉引起咳嗽，以及加热时因沉于锅底而焦化或糊化，如蛤粉、滑石、旋覆花、车前子、蒲黄、灶心土等。

（4）另煎：又称另炖，主要是指某些贵重药材，为了更好地煎出有效成分应单独另煎，如人参、西洋参、羚羊角等。

（5）烊化：又称溶化，主要是指某些胶类药物及黏性大而易溶的药物，为避免入煎时粘锅或黏附其他药物影响煎煮，可单用水或黄酒将此类药加热溶化即烊化后，用煎好的药液冲服，也可将此类药放入其他药物煎好的药液中加热烊化后服用，如阿胶、鹿角胶、龟甲胶、鸡血藤胶及蜂蜜、饴糖等。

（6）泡服：主要指某些有效成分易溶于水或久煎容易破坏药效的药物，可以用少量开水或复方中其他药物滚烫的煎出液趁热浸泡，加盖闷润，减少挥发，半小时后去渣即可服用，如番泻叶、胖大海等。

（7）冲服：主要指某些贵重药，用量较轻，为防止散失，常需要研成细末制成散剂，用温开水或复方中其他药物的煎液冲服，如麝香、牛黄、珍珠、羚羊角、西洋参、鹿茸、人参、蛤蚧等；某些药物，根据病情需要，为提高药效，也常研末冲服，如用于止血的三七、白及，以及用于息风止痉的蜈蚣、全蝎、僵蚕、地龙和用于制酸止痛的海螵蛸、海蛤壳、延胡索等；某些药物高温下药效容易被破坏或有效成分难溶于水，也只能做散剂冲服，如雷丸、鹤草芽、朱砂等。此外，还有一些液体药物，如竹沥汁、姜汁、藕汁、鲜地黄汁等也须冲服。

（8）煎汤代水：为了防止与其他药物同煎使煎液混浊，难于服用，某些药物宜先煎后取其上清液代水再煎煮其他药物，如灶心土。此外，某些药物质轻用量多，体积大，吸水量大，如金钱草，也须煎汤代水。

二十、服药的时间与方法

饭前服用有利于药物的消化吸收，故多数药都宜饭前服用。某些对胃肠有刺激性的药物及消食药宜饭后服；补益药、驱虫药、攻下药宜空腹服（2025-129）；峻下逐水药晨起空腹时服；截疟药宜在疟疾发作前2小时服；安神药、缓泻通便药宜在睡前服（2021-129）；涩精止遗药也应晚间服。

服药方法如下。①汤剂：一般宜温服，但解表药要偏热服，服后还须温覆盖好衣被，或进热粥，以助汗出。寒证用热药宜热服，热证用寒药宜冷服，以防格拒于外。如出现真热假寒当寒药温服，真寒假热者则当热药冷服，以防格拒药势。②丸剂：颗粒较小者可直接用温开水送服；大蜜丸者可以分成小粒吞服；水丸质硬者可用开水溶化后服。③散剂、粉剂：可用蜂蜜加以调和送服，或装入胶囊中吞服，避免直接吞服，刺激咽喉。④膏剂：宜用开水冲服，避免直接倒入口中吞咽，以免粘喉而引起呕吐。⑤颗粒剂、糖浆剂：颗粒剂宜用开水冲服；糖浆剂可以直接吞服。

中 篇

考点归纳总结

第一章 解表药

考点分析

凡以发散表邪为主要功效，常用以治疗表证的药物，称解表药。本类药物大多辛散轻扬，主入肺、膀胱经，偏行肌表，能促进肌体发汗，使表邪由汗出而解，从而达到治愈表证、防止疾病传变的目的。解表药主要用治恶寒发热、头身疼痛、无汗或有汗不畅、脉浮之外感表证。部分解表药尚可用于水肿、咳喘、麻疹、风疹、风湿痹痛、疮疡初起等兼有表证者。使用解表药要注意风寒、风热、虚实以及四时气候的不同。使用发汗力较强的解表药时，用量不宜过大，以免发汗太过，耗伤阳气，损及津液，造成"亡阳""伤阴"的弊端。又，汗为津液，血汗同源，故表虚自汗、阴虚盗汗以及疮疡日久、淋证、失血病人，虽有表证，也应慎用解表药。解表药多为辛散轻扬之品，入汤剂不宜久煎，以免有效成分挥发而药效降低。

解表药分为发散风寒药和发散风热药两类。

> **发散风寒药：**麻黄、桂枝、紫苏叶、生姜、香薷、荆芥、防风、羌活、白芷、细辛、苍耳子、藁本、辛夷、葱白。
>
> **发散风热药：**薄荷、牛蒡子、蝉蜕、桑叶、菊花、蔓荆子、柴胡、升麻、葛根、淡豆豉、浮萍、木贼、谷精草。

仿真题

1. （单选题）外感风寒、风湿、风热均可使用的是（　　）
   A. 防风　　　B. 荆芥　　　C. 羌活　　　D. 白芷
2. （单选题）发表透疹宜生用，升阳举陷宜蜜炙的药物为
   （　　）

A. 柴胡　　　B. 升麻　　　　C. 葛根　　　　D. 蔓荆子

3.（单选题）下列药物，孕妇宜慎用的是（　　　）

　　A. 蝉蜕　　　B. 桑叶　　　　C. 菊花　　　　D. 蔓荆子

4.（单选题）细辛入散剂每次的用量是（　　　）

　　A. 0.1~0.3 g　　　　　　　B. 0.5~1 g

　　C. 1~3 g　　　　　　　　　D. 3~10 g

5.（多选题）桂枝、肉桂的功效共同点是（　　　）

　　A. 回阳救逆　B. 温通经脉　　C. 散寒止痛　　D. 补火助阳

6.（多选题）既可疏散风热，又能明目退翳的药物是（　　　）

　　A. 密蒙花　B. 青葙子　　　C. 木贼　　　　D. 谷精草

7.（多选题）既能清肝明目，又能平抑肝阳的药物是（　　　）

　　A. 菊花　　　B. 桑叶　　　　C. 石决明　　　D. 车前子

8.（多选题）既能疏散风热，又可清热解毒的是（　　　）

　　A. 菊花　　　B. 金银花　　　C. 连翘　　　　D. 野菊花

参考答案：1~4　ABAB　　5~8　BC CD ABC ABCD

知识点总结

第一步　背目录

　　麻桂紫生香荆防，羌白细藁葱辛苍；薄牛蝉桑菊蔓柴，升葛淡浮木谷忙。

第二步　对比记忆

发散风寒药

药名	功效
地　龙	清热定惊，利尿消肿，清肺平喘，通络（平肝息风药）

药名	功效
麻 黄	发汗解表,利水消肿,宣肺平喘/散寒通滞
香 薷	发汗解表,利水消肿,化湿和中
浮 萍	发汗解表,利水消肿,透疹止痒(发散风热药)

注意:斜杠(/)后的功效,是从教材中主治部分整理出来的功效,也有可能考,以后不再提示。

辛 夷	解表散寒, 通鼻窍
白 芷	解表散寒,祛风止痛,通鼻窍,燥湿止带,消肿排脓/祛风止痒
细 辛	解表散寒,祛风止痛,通鼻窍,温肺化饮/通窍醒神
苍耳子	解表散寒,祛风止痛,通鼻窍
独 活	解表散寒,祛风止痛,除湿通痹(祛风湿药)
羌 活	祛风解表,胜湿止痛
防 风	祛风解表,胜湿止痛,止痉
藁 本	祛风解表,胜湿止痛
荆 芥	祛风解表,透疹消疮,炒炭止血

注意:发汗解表、解表散寒和祛风解表是程度上的区别,本质都是辛温解表,发汗解表力度最大,祛风解表力度最小。

生 姜	解表散寒,温中止呕,化痰止咳,解鱼蟹毒
干 姜	回阳通脉,温中散寒,温肺化饮(温里药)
高良姜	散寒止痛,温中止呕(温里药)
炮 姜	温经止血,温中止痛(止血药)
紫苏叶	解表散寒,行气和胃
紫苏子	降气化痰,止咳平喘,润肠通便(化痰止咳平喘药)
桂 枝	发汗解肌,温通经脉,助阳化气,平冲降逆
肉 桂	散寒止痛,温通经脉,补火助阳,引火归元(温里药)
葱 白	发汗解表,散寒通阳,外敷散结通络下乳
薤 白	通阳散结,行气导滞(理气药)

发散风热药

药名	功效
蔓荆子	疏散风热，清利头目/祛风止痛
薄 荷	疏散风热，清利头目，利咽透疹，疏肝理气/化湿和中
牛蒡子	疏散风热，宣肺祛痰，利咽透疹，解毒消肿/滑肠通便
蝉 蜕	疏散风热，开　音，利咽透疹，明目退翳，息风止痉
胖大海	清热润肺，润肠通便，利咽开音（化痰止咳平喘药）
诃 子	敛肺止咳，清肺降火，利咽开音，涩肠止泻（收涩药）
桔 梗	宣肺祛痰，排　脓，利咽开音（化痰止咳平喘药）
白 前	降气化痰止咳（化痰止咳平喘药）
前 胡	降气化痰止咳，疏散风热，清肺热（化痰止咳平喘药）
银柴胡	清虚热，除疳热（清热药）
柴 胡	解表退热，升举阳气，疏肝解郁/截疟
葛 根	解表退热，升举阳气，透疹，生津止渴，升阳止泻，通经活络，解酒毒
升 麻	解表退热，升举阳气，透疹，清热解毒
桑 叶	疏散风热，平抑肝阳，清肝明目，清肺润燥/凉血止血
菊 花	疏散风热，平抑肝阳，清肝明目，清热解毒
野菊花	清热解毒，泻火平肝/疏散风热（清热药）
淡豆豉	解表，除烦，宣发郁热
浮 萍	发汗解表，利水消肿，透疹止痒
木 贼	疏散风热，明目退翳，止血
谷精草	疏散风热，明目退翳，止痛

第三步 归纳总结

发散风寒药

麻 黄 （2010-32）注意：

（1）为发汗解表要药，可宣肺平喘，对风寒表实而喘逆咳嗽者尤为适宜，治外感风寒表实证，常与桂枝相须为用（麻黄汤）。

（2）善平喘，为治肺气壅遏所致喘咳胸闷要药（小青龙汤、麻杏石甘汤）。

（3）与甘草配伍治风水水肿（越婢汤）。

（4）可散寒通滞，治风寒痹证、阴疽痰核（阳和汤）。

（5）发汗解表宜生用，止咳平喘多炙用，凡表虚自汗、阴虚盗汗及肺肾虚喘者均当慎用。

桂 枝 （2009-42、2010-32、2017-19、2024-129）注意：

（1）发汗解肌，对于外感风寒，不论表实无汗、表虚有汗及阳虚受寒均可使用（麻黄汤、桂枝汤）。

（2）温通经脉，用于寒凝血滞诸痛证，治心痛（枳实薤白桂枝汤），腹痛（小建中汤），痛经、产后腹痛（温经汤），风寒痹痛（桂枝附子汤）。

（3）助阳化气，用于痰饮、蓄水证（苓桂术甘汤、五苓散）。

（4）温通心阳，治心悸（炙甘草汤）。

（5）平冲降逆，治奔豚（桂枝加桂汤）。

（6）本品辛温助热，易伤阴动血，凡外感热病、阴虚火旺、血热妄行等证均当忌用，孕妇及月经过多者慎用。

紫苏叶 （2001-86、2014-143）注意：

（1）风寒感冒兼气滞，胸脘满闷、恶心呕吐，或咳喘痰多者较为适宜（香苏散、杏苏散）。

（2）有理气安胎之效，治脾胃气滞、妊娠呕吐。

（3）治梅核气（半夏厚朴汤），还能解鱼蟹中毒。

生 姜（1994-138，重点掌握）主治：

（1）风寒感冒。

（2）脾胃寒证，胃寒呕吐（小半夏汤），为"呕家圣药"。

（3）寒痰咳嗽（三拗汤、二陈汤）。

（4）鱼蟹中毒。

> **生姜、干姜、高良姜、炮姜鉴别用药：**生姜、干姜、高良姜、炮姜皆可温中，可治中焦虚寒之腹痛、腹泻、呕吐等病证。干姜为温暖中焦之主药（理中丸），可回阳救逆治亡阳证（四逆汤）、温肺化饮治寒饮喘咳（小青龙汤）；高良姜为治胃寒脘腹冷痛之常用药（良附丸）；炮姜温经止血，主治脾胃虚寒、脾不统血之出血证。

香 薷（1999-32，重点掌握）注意：

（1）"香薷乃夏月解表之药"，治外感风寒，内伤暑湿（香薷散）。

（2）用于发表时量不宜过大且不宜久煎，用于利水消肿时量宜稍大且需浓煎。

荆 芥（2005-35、2008-145、2014-143）注意：

（1）发散风寒药中最为平和之品，无论风寒、风热，均可广泛使用（荆防败毒散、银翘散）。

（2）不宜久煎，发表透疹、消疮宜生用，止血宜炒用。

防 风（1998-109、2008-145）注意：

（1）外感风寒、风湿、风热均可使用（荆防败毒散、羌活胜湿汤、玉屏风散）。

（2）风药之润剂，治风通用药，既可祛外风以止痒（消风散），又可息内风以止痉（玉真散）。

(3) 升清燥湿，可用于治疗脾虚湿盛、清阳不升所致的泄泻（升阳益胃汤），亦可用于肝郁脾虚之泄泻（痛泻要方）。

荆芥、防风鉴别用药：荆芥与防风均味辛性微温，温而不燥，长于发表散风，对于外感表证，无论是风寒感冒之恶寒发热、头痛无汗，还是风热感冒之发热、微恶风寒、头痛、咽痛等，两者均可使用。同时，两者也都可用于风疹瘙痒。但荆芥质轻透散，发汗之力较防风强，风寒感冒、风热感冒均常选用；又能透疹、消疮、止血。防风质松而润，祛风之力较强，为"风药之润剂""治风之通用药"，又能胜湿、止痛、止痉，可用于外感风湿之头痛如裹、身重肢痛等证。

羌 活（2007-32、2013-93）注意：

(1) 气味雄烈，善升散发表（九味羌活汤、羌活胜湿汤）。

(2) 善入足太阳膀胱经，治太阳经头痛。

(3) 本品辛香温燥之性较烈，故阴血亏虚者慎用，用量过大易致呕吐，脾胃虚弱者不宜服。

白 芷（1991-30、2007-32、2007-165、2013-93、2015-30）主治：

(1) 风寒感冒（九味羌活汤）。

(2) 善入足阳明胃经，故阳明经头额痛、眉棱骨痛以及牙龈肿痛尤为多用。

(3) 鼻渊，鼻塞流涕，鼻衄。

(4) 带下。

(5) 疮疡肿痛（仙方活命饮、托里透脓散）。

细 辛（1997-139、2000-142、2005-89、2007-165、2009-141、2013-94、2015-30、2016-147）注意：

(1) 性味归经：辛，温，有小毒，归肺、肾、心经。

（2）止痛力较强，尤宜于风寒性头痛、牙痛、痹痛等寒痛证。

（3）煎服 1~3 g，散剂每次服 0.5~1 g。

细辛、麻黄鉴别用药： 细辛与麻黄均能发汗解表，均可用治风寒感冒。不同之处在于，细辛辛温走窜，达表入里，可散肺与肾经风寒，发汗之力不如麻黄，但散寒力胜，能治一切风寒感冒，尤善用于寒犯少阴、无汗恶寒、发热脉沉之阳虚外感；其辛散温通，长于通窍止痛、温肺化饮，善治头面诸窍疾患、风湿痹痛及痰饮喘咳等证。而麻黄辛开苦泄，重在宣发卫气，开通腠理，透发毛窍，发汗解表，主散肺与膀胱经风寒，为作用较强的发汗解表药，故主治风寒外束、肺气壅实、毛窍闭塞、表实恶寒的风寒感冒重证；还有宣肺平喘、利水消肿之功，可用于肺气闭遏的喘咳息促及风邪袭表、一身尽肿的风水水肿证。

苍耳子（2014-30）注意：

（1）有毒，过量服用易致中毒。

（2）善通鼻窍，常用治鼻科疾病，如鼻渊、鼻衄。

藁本（2013-94）注意：

（1）性味俱升，善达巅顶，以发散太阳经风寒湿邪见长，并有较好的止痛作用，治风寒感冒，巅顶头痛。

（2）辛温香燥，凡阴血亏虚、肝阳上亢、火热内盛之头痛者忌服。

辛夷（2014-30）注意：

（1）善通鼻窍，为治鼻渊、鼻衄、鼻塞流涕之要药。

（2）包煎。

葱白（从未考过，重点掌握）注意：

（1）散寒通阳，可治阴盛格阳。

（2）外敷可散结通络下乳、解毒散结。

薄 荷 （2001-85、2006-31、2011-94、2012-31、2014-143、2015-142）
注意：

（1）辛凉解表药中最能宣散表邪之品。

（2）本品芳香辟秽兼能化湿和中，可用于治疗夏令感受暑湿秽浊之气，脘腹胀痛，呕吐泄泻。

（3）宜后下。

牛蒡子 （1996-83、1997-88、2002-30、2003-27、2004-99、2011-93、2012-31、2015-142、2019-131，高频考点，重点掌握）
注意：

（1）治风热感冒，温病初起（银翘散），风热咳嗽痰多。

（2）治麻疹不透，风疹瘙痒（消风散）。

（3）治痈肿疮毒，丹毒，痄腮，咽喉肿痛（普济消毒饮）。

（4）性寒，滑肠通便，气虚便溏者慎用。

蝉 蜕 （1996-84、2011-93、2012-31、2015-142、2018-19）注意：

（1）功效：疏散风热、开音、利咽透疹、明目退翳、息风止痉。

（2）长于疏散肺经风热，能开音，对于风热感冒、温病初起而症见声音嘶哑或咽喉肿痛者，尤为适宜。

（3）能散肺经风热，故又可散皮毛风热之邪，能透疹止痒，治麻疹不透、风疹瘙痒。

（4）入肝经，善散肝经风热而明目退翳，治肝经风热上攻或肝火上炎之目赤翳障。

（5）息风止痉，治惊风抽搐、破伤风。

（6）镇静安神，故常用于治疗小儿夜啼不安。

（7）孕妇慎用。

薄荷、牛蒡子、蝉蜕鉴别用药：薄荷、牛蒡子与蝉蜕三药皆能疏散风热、透疹、利咽，均可用于外感风热或温病初起之发热、微恶风寒、头痛，麻疹初起而透发不畅者，风疹瘙痒，风热上攻之咽喉肿痛等证。但薄荷辛凉芳香，清轻凉散，发汗之力较强，故外感风热、发热无汗者首选薄荷。且薄荷又能清利头目、疏肝行气。牛蒡子辛散苦泄，性寒滑利，兼能宣肺祛痰，故外感风热、发热、咳嗽、咳痰不畅者，牛蒡子尤为适宜。同时，牛蒡子外散风热，内解热毒，有清热解毒散肿之功。蝉蜕甘寒质轻，既能疏散肺经风热而利咽、透疹、止痒，又长于疏散肝经风热而明目退翳、凉肝息风止痉。

总　结

既祛外风又息内风的药物：防风、蝉蜕、天麻、僵蚕。

桑　叶（2004-28、2016-142）注意：

（1）性味归经：甘、苦，寒，归肺、肝经。

（2）治风热感冒，温病初起（桑菊饮）。

（3）治肝阳上亢之眩晕。

（4）治目赤昏花。

（5）治肺热、燥热咳嗽（桑杏汤、清燥救肺汤），肺燥咳嗽多用蜜炙桑叶。

（6）凉血止血，可用治血热妄行之咯血、吐血、衄血。

菊　花（1994-37、1996-136、2004-28、2016-142）主治：

（1）风热感冒，温病初起（桑菊饮）。

（2）肝阳上亢之眩晕，肝风实证（羚角钩藤汤）。

（3）目赤昏花。

（4）疮痈肿毒。

桑叶、菊花鉴别用药：桑叶与菊花皆能疏散风热，平抑肝阳，清肝明目，皆治风热感冒或温病初起之发热、微恶风寒、头痛，肝阳上亢之头痛眩晕，风热上攻或肝火上炎所致的目赤肿痛，以及肝肾精血不足所致的目暗昏花等证。但桑叶疏散风热之力较强，又能清肺润燥，凉血止血。菊花平肝、清肝明目之力较强，又能清热解毒。

蔓荆子（2011-94、2014-143）注意：
(1) 祛风止痛，可治风湿痹痛。
(2) 治头痛常用。

柴　胡（1992-143、2016-30）注意：
(1) 为治疟疾常用药。
(2) 解表退热宜生用，疏肝解郁宜醋制，升阳可生用或酒制。
(3) 其性升散，古人有"柴胡劫肝阴"之说，阴虚阳亢、肝风内动、阴虚火旺及气机上逆者忌用或慎用。

升　麻（2016-30、2023-25、2025-19）注意：
(1) 以清热解毒见长，可治热毒所致的多种病证，尤善清解阳明热毒，常用于治疗胃火炽盛之齿痛口疮、咽喉肿痛。
(2) 可治风热疫毒证之大头瘟，温毒发斑。
(3) 发表透疹、清热解毒宜生用，升阳举陷宜炙用，麻疹已透、阴虚火旺及阴虚阳亢者均当忌用。
(4) 升举阳气，可治脏器脱垂（补中益气汤），胸中大气下陷（升陷汤），气虚下陷之月经量多或崩漏（举元煎）。

葛　根（2012-31、2021-19）注意：
(1) 常用治项背强痛、消渴、泻痢。
(2) 解肌退热、透疹、生津宜生用，升阳止泻宜煨用。

（3）通经活络，可治中风偏瘫、胸痹心痛、眩晕头痛。

> **柴胡、升麻、葛根鉴别用药：**这三味药虽然都可以升举阳气，但主治有区别。
> 柴胡升举阳气→气虚下陷，脏器脱垂。
> 升麻升举阳气→气虚下陷，脏器脱垂，崩漏下血。
> 葛根升举阳气→①热病口渴，阴虚消渴（鼓舞脾胃清阳之气上升而有生津止渴之功）；②热泻热痢，脾虚泄泻（鼓舞脾胃清阳之气上升而奏止泻痢之效）。

淡豆豉 （1997-87、2024-20）主治：

（1）外感表证（银翘散、葱豉汤）。

（2）热病烦闷，心中懊恼（栀子豉汤）。

浮　萍 （1998-139、2015-142）功效：

发汗解表，利水消肿，透疹止痒。

木　贼 （新增考点，还未考过）功效：

疏散风热，明目退翳，止血。

谷精草 （新增考点，还未考过）功效：

疏散风热，明目退翳，止痛。

第二章 清热药

考点分析

凡以清解里热为主要功效，常用以治疗里热证的药物，称为清热药。本类药物药性寒凉，沉降入里，通过清热泻火、凉血、解毒及清虚热等不同作用，使里热得以清解。清热药主要用治温热病高热烦渴、湿热泻痢、温毒发斑、痈肿疮毒及阴虚发热等里热证。本类药物性多寒凉，易伤脾胃，故脾胃气虚、食少便溏者慎用；苦寒药物易化燥伤阴，故热证伤阴或阴虚患者慎用；清热药禁用于阴盛格阳或真寒假热之证（2025-130）。

根据清热药的功效及其主治证的差异，可将其分为清热泻火药、清热燥湿药、清热解毒药、清热凉血药和清虚热药五类。

清热泻火药： 石膏、知母、芦根、天花粉、栀子、夏枯草、决明子、淡竹叶、密蒙花。

清热燥湿药： 黄连、黄芩、黄柏、龙胆、苦参、白鲜皮、秦皮。

清热解毒药： 金银花、连翘、大青叶、板蓝根、青黛、贯众、蒲公英、紫花地丁、重楼、土茯苓、鱼腥草、射干、山豆根、白头翁、熊胆粉、鸦胆子、半边莲、白花蛇舌草、山慈菇、野菊花、穿心莲、漏芦、大血藤、败酱草、马勃、马齿苋、白蔹。

清热凉血药： 生地黄、玄参、牡丹皮、赤芍、水牛角、紫草。

清虚热药： 青蒿、白薇、地骨皮、银柴胡、胡黄连。

仿真题

1. （单选题）芦根具有天花粉不具有的功效是（　　　）
   A. 清热泻火　　　　　　　B. 生津止渴
   C. 清热利尿　　　　　　　D. 消肿排脓

2. （单选题）既治热毒血痢，又治血热崩漏的药物是（　　　）
   A. 金银花　　　B. 马齿苋　　　C. 鸦胆子　　　D. 白头翁

3. （单选题）可解毒散结的是（　　　）
   A. 生地黄　　　B. 牡丹皮　　　C. 玄参　　　　D. 赤芍

4. （单选题）知母具有石膏不具有的功效是（　　　）
   A. 清热泻火　　　　　　　B. 除烦止渴
   C. 滋阴润燥　　　　　　　D. 敛疮生肌

5. （多选题）治疗风热感冒，温病初起，可选用的药物有
   （　　　）
   A. 贯众　　　B. 金银花　　　C. 连翘　　　　D. 野菊花

6. （多选题）治疗肠痈的常用药物是（　　　）
   A. 蒲公英　　　B. 穿心莲　　　C. 大血藤　　　D. 败酱草

7. （多选题）脾胃虚寒忌用的是（　　　）
   A. 金银花　　　B. 马齿苋　　　C. 石膏　　　　D. 黄芩

8. （多选题）治热淋涩痛的是（　　　）
   A. 栀子　　　B. 芦根　　　C. 白茅根　　　D. 连翘

参考答案：1~4　CBCC　　5~8　ABC ACD ABCD ABCD

知识点总结

第一步　背目录

　　石知芦天竹，夏栀决密；三黄龙，秦苦皮；银翘穿大板青贯，蒲紫野，重漏土，鱼大败，射山勃，翁齿鸦，半蛇山熊菝；地玄丹芍紫水；青白地银胡。

第二步 对比记忆

清热泻火药

药名	功效
石 膏	清热泻火，除烦止渴（生用）；收湿，生肌，敛疮，止血（煅用）
知 母	清热泻火，除烦止渴，滋阴润燥
淡竹叶	清热泻火，除烦止渴，利尿通淋
栀 子	清热利湿，泻火除烦，凉血解毒/外用消肿止痛
天花粉	清热泻火，生津止渴，消肿排脓
芦 根	清热泻火，生津止渴，除烦，利尿，止呕
白茅根	凉血止血，清热利尿，清肺胃热（止血药）
夏枯草	清肝明目，散结消肿
决明子	清肝明目，润肠通便/平抑肝阳
石决明	清肝明目，平肝潜阳/煅用收敛制酸止血（平肝息风药）
密蒙花	清热泻火，清肝明目，养肝明目，退翳

注意：平抑肝阳和平肝潜阳功效的本质是一样的，只是药效程度上有差别，平肝潜阳比平抑肝阳作用强。

清热燥湿药

药名	功效
黄 芩	清热燥湿，泻火解毒，止血，安胎
黄 连	清热燥湿，泻火解毒
黄 柏	清热燥湿，泻火解毒，除骨蒸

药名	功效
秦 皮	清热燥湿，收涩止带，止痢，清肝明目
椿 皮	清热燥湿，收涩止带，止血，止泻（收涩药）
龙 胆	清热燥湿，泻肝胆火
熊胆粉	清热解毒，息风止痉，清肝明目（清热解毒药）
羚羊角	清热解毒，息风止痉，清肝明目，平抑肝阳（平肝息风药）
钩 藤	清热透邪，息风止痉，　　　　　平抑肝阳（平肝息风药）
天 麻	祛风通络，息风止痉，　　　　　平抑肝阳（平肝息风药）
苦 参	清热燥湿，杀虫止痒，利尿
白鲜皮	清热燥湿，泻火解毒，祛风止痒/祛风通痹

清热解毒药

药名	功效
金银花	清热解毒，疏散风热/凉血止痢
连 翘	清热解毒，疏散风热，消肿散结/清心利尿
菊 花	清热解毒，疏散风热，平抑肝阳，清肝明目（解表药）
野菊花	清热解毒，疏散风热，泻火平肝
大青叶	清热解毒，凉血消斑
青 黛	清热解毒，凉血消斑，泻火定惊
板蓝根	清热解毒，凉血消斑，利咽
贯 众	清热解毒，凉血止血，杀虫
穿心莲	清热解毒，凉血消肿，燥湿
紫花地丁	清热解毒，凉血消肿
蒲公英	清热解毒，消肿散结，利湿通淋/清肝明目
漏 芦	清热解毒，消痈散结，通经下乳，舒筋通脉
重 楼	清热解毒，消肿止痛，凉肝定惊

药名	功效
土茯苓	解毒除湿，通利关节
鱼腥草	清热解毒，消痈排脓，利尿通淋/清热止痢
败酱草	清热解毒，消痈排脓，祛瘀止痛
大血藤	清热解毒，活血，祛风止痛
射 干	清热解毒，利咽，消痰
山豆根	清热解毒，利咽，消肿
马 勃	清热解毒，利咽，止血
白头翁	清热解毒，凉血止痢/清热燥湿
马齿苋	清热解毒，凉血止痢，止血
鸦胆子	清热解毒，凉血止痢，截疟，外用腐蚀赘疣
白花蛇舌草	清热解毒，利湿通淋
半边莲	清热解毒，利尿消肿
山慈菇	清热解毒，化痰散结
熊胆粉	清热解毒，息风止痉，清肝明目
牛 黄	清热解毒，凉肝息风，清心豁痰，开窍醒神（平肝息风药）
白 蔹	清热解毒，消痈散结，敛疮生肌

清热凉血药

药名	功效
熟地黄	补血滋阴，益精填髓（补虚药）
生地黄	清热凉血，养阴生津
玄 参	清热凉血，滋阴降火，解毒散结
牡丹皮	清热凉血，活血化瘀/清虚热，除骨蒸
赤 芍	清热凉血，活血化瘀，止痛/清泻肝火

药名	功效
紫　草	清热凉血，活血解毒，透疹消斑
水牛角	清热凉血，解毒，定惊

清虚热药

药名	功效
白　薇	清热凉血，利尿通淋，解毒疗疮
白茅根	凉血止血，清热利尿（止血药）
小　蓟	凉血止血，散瘀解毒消痈/利尿通淋（止血药）
大　蓟	凉血止血，散瘀解毒消痈（止血药）
青　蒿	清虚热，除骨蒸，解暑热，截疟，退黄
地骨皮	凉血除蒸，清肺降火/凉血止血
柴　胡	解表退热，升举阳气，疏肝解郁/截疟（解表药）
银柴胡	清虚热，除疳热
胡黄连	清虚热，除疳热，清湿热
黄　连	清热燥湿，泻火解毒（清热燥湿药）

第三步　归纳总结

清热泻火药

石　膏（1998-85、2008-32、2020-126）注意：

（1）性味归经：甘、辛，大寒，归肺、胃经。

（2）主治：温热病气分实热证（白虎汤），肺热喘咳证（麻杏石甘汤），胃火牙痛（清胃散），实热消渴（玉女煎），外用敛疮生肌、收湿、止血。

（3）生石膏煎服，15～60 g，打碎先煎；煅石膏外用；脾胃虚寒及阴虚内热者忌用。

知母 （1997-109、1999-139、2000-33、2003-126、2008-32、2016-143、2019-131、2020-126，高频考点，重点掌握）注意：

（1）性味归经：苦、甘，寒，归肺、胃、肾经。
（2）功效：清肺火滋肺阴，清胃火滋胃阴，清肾火滋肾阴退骨蒸。
（3）主治：热病烦渴（白虎汤），肺热燥咳，骨蒸潮热（知柏地黄丸），内热消渴（玉液汤），肠燥便秘。
（4）本品性寒质润，有滑肠作用，可用治阴虚肠燥便秘，脾虚便溏者不宜用。

石膏、知母鉴别用药： 石膏与知母均具有清热泻火、除烦止渴作用，用于治疗气分实热证，症见身热、口渴、汗出、脉洪大等，二者常相须为用。不同之处在于，石膏重在清脏腑实热，泻肺胃火，用于肺热咳嗽、胃火牙痛，此外，煅石膏收敛生肌，用于疮疡溃后不敛、湿疹、烧烫伤等；知母味甘苦性寒质润，具有滋阴润燥作用，既用于肺热咳嗽，又用于阴虚燥咳、内热消渴、骨蒸潮热、肠燥便秘等。

芦根 （2003-128、2008-146、2013-31、2020-20、2023-127）主治：

（1）热病烦渴。
（2）善于清泻肺热，祛痰排脓，治肺热咳嗽（桑菊饮），治肺痈吐脓（苇茎汤）。
（3）胃热呕吐。
（4）热淋涩痛。

芦根、白茅根鉴别用药： 二者均能清肺胃热而利尿，治疗肺热咳嗽、胃热呕吐、热淋涩痛，且常相须为用。白茅根偏入血分，以凉血止血见长；芦根偏入气分，以清热生津为优。

天花粉 （2002-31、2007-33、2013-31、2020-20）注意：

（1）主治：热病烦渴；肺热燥咳；内热消渴；消肿排脓，可使脓未成者消散，脓已成者溃破。

（2）孕妇慎用，不宜与川乌、草乌、附子同用。

淡竹叶 （1993-141、2014-93、2014-94）功效：

清热泻火，除烦止渴，利尿通淋。

栀 子 （1991-26、1992-84、2010-33、2019-131、2021-135）注意：

（1）能清泻三焦火邪、泻心火而除烦，为治热病心烦、燥扰不宁之要药（栀子豉汤）。

（2）清热利湿，凉血解毒，治湿热黄疸（茵陈蒿汤），热淋涩痛（八正散），血热吐衄（十灰散、黄连解毒汤），以及目赤肿痛、热毒疮疡，外用消肿止痛而治扭挫伤痛。

（3）生栀子走气分而清热泻火，焦栀子入血分而凉血止血。

（4）脾虚便溏者慎用。

夏枯草 （2014-93、2014-94）注意：

（1）善清肝泻火以明目。

（2）能散结消肿，可治瘰疬、瘿瘤、乳痈。

（3）夏枯草和决明子均善清肝明目，夏枯草还能散结消肿，决明子还可平抑肝阳与润肠通便。

决明子 （1999-140、2014-93、2014-94）注意：

（1）善清肝泻火以明目，平抑肝阳。

（2）有益肝阴之功。

（3）决明子与石决明都能清肝明目与平抑肝阳，决明子还可润肠通便，石决明能益肝阴，治目疾，无论虚实皆可主治，石决明煅用还可收敛制酸止血。

密蒙花（1991-27 重点掌握）注意：

（1）清热泻火，清肝明目，养肝明目，退翳。

（2）密蒙花与石决明既能清肝明目又能养肝明目。

清热燥湿药

黄 芩（1999-33、2011-141、2017-27）注意：

（1）主治：清肺、胃、肝、胆、大肠之湿热，尤长于清中上焦湿热，用治湿温、暑湿、胸闷呕恶、湿热痞满、黄疸泻痢；本品主入肺经，为治肺热咳嗽要药；治高热烦渴、血热出血；痈肿疮毒；胎动不安。

（2）清热泻火、解毒宜生用，安胎多炒用，清上焦热酒制用，止血宜炒炭用，脾胃虚寒者不宜使用。

黄 连（1998-86、2011-141）注意：

（1）大苦大寒，清热燥湿之力胜于黄芩，尤长于清中焦脾胃、大肠湿热，尤为治泻痢要药（白头翁汤、香连丸、芍药汤、葛根芩连汤），治湿热痞满、呕吐（半夏泻心汤）。

（2）清热泻火力强，尤善清心火，治高热神昏，心火亢盛，心烦不寐，心悸不宁。

（3）善于清热泻火解毒，治疗邪火内炽，迫血妄行之吐血衄血（泻心汤）。

（4）善于清泻胃火，治胃热呕吐吞酸（左金丸），胃热消渴（消渴丸），胃火牙痛（清胃散）。

（5）善疗疔毒，治痈肿疔疮。

(6) 煎服，2~5 g。黄连生用清热燥湿、泻火解毒；酒黄连善清上焦火热，多用于目赤肿痛、口舌生疮；姜黄连善清胃和胃止呕；萸黄连善疏肝和胃止呕。本品大苦大寒，过量久服易伤脾胃，脾胃虚寒者忌用；苦燥易伤阴津，阴虚津伤者慎用。

黄 柏（1995-110 重点掌握）注意：

(1) 归经：归肾、膀胱经。

(2) 长于清泻下焦湿热，治湿热泻痢（白头翁汤），湿热黄疸、尿赤（栀子柏皮汤），湿热带下（易黄汤），湿热下注膀胱（萆薢分清饮），湿热下注所致脚气痿躄（三妙散）。

(3) 主入肾经，善泻相火、除骨蒸，治阴虚火旺，潮热盗汗，腰酸遗精，常与知母相须为用（知柏地黄丸、大补阴丸）。

(4) 清热燥湿、泻火解毒宜生用，泻相火、除骨蒸宜盐炙用，脾胃虚寒者忌用。

> **黄芩、黄连、黄柏鉴别用药**：三者性味皆苦寒，均能清热燥湿、泻火解毒，常用治湿热内盛或热毒炽盛之证，每相须为用。但黄芩偏泻上焦肺火，肺热咳嗽者多用；黄连偏泻中焦胃火，并长于泻心火，中焦湿热泻痢、痞满呕逆及心火亢盛、高热心烦者多用；黄柏偏泻下焦相火、除骨蒸，湿热下注诸证及骨蒸劳热者多用。

秦 皮（2002-39 重点掌握）功效：

清热燥湿，收涩止带，止痢，清肝明目。

龙 胆（2001-40、2020-91）主治：

(1) 善清下焦湿热，治湿热黄疸，阴肿阴痒，带下，湿疹瘙痒。

(2) 善泻肝胆实火，治肝火头痛，目赤耳聋，胁痛口苦，惊风抽搐。

苦 参　（1999-85，重点掌握）注意：

（1）治湿热泻痢，便血，黄疸，赤白带下，阴肿阴痒。

（2）为皮肤病要药，治湿疹湿疮，皮肤瘙痒，疥癣。

（3）治湿热淋痛，尿闭不通。

（4）反藜芦。

白鲜皮　（1992-29、1997-35，重点掌握）主治：

（1）常用治湿热疮毒、肌肤溃烂、黄水淋漓者。

（2）治湿热黄疸、尿赤、风湿热痹。

清热解毒药

金银花　（2011-32、2014-141、2016-31）注意：

（1）清热解毒、消散痈肿力强，为治一切内痈外痈之要药。

（2）治风热感冒，温病发热，暑温。

（3）治热毒血痢。

（4）疏散风热、清泻里热以生品为佳，炒炭宜用于热毒血痢，露剂多用于暑热烦渴。

连 翘　（2011-32、2014-141）注意：

（1）善于消肿散结，为"疮家圣药"。

（2）治风热感冒，温病初起。

（3）长于清心火，治温热入营，高热烦渴，神昏发斑。

（4）利尿，治热淋涩痛。

金银花、连翘鉴别用药：连翘与金银花均有清热解毒、疏散风热作用，既能透热达表，又能清里热而解毒。对热毒疮疡、风热感冒、温病初起等，二者常相须为用。不同之处在于，连翘清心解毒之力强，并善于消痈散结，为疮家圣药，亦治瘰疬痰核；而金银花疏散表热之效优，且炒炭后善于凉血止痢，用治热毒血痢。

穿心莲 （2010-142、2015-143）注意：

（1）治风热感冒，温病初起。

（2）其味甚苦，入煎剂易致恶心呕吐，多作丸、片剂服用。

大青叶 （2009-95、2010-142、2013-142、2015-143，高频考点，重点掌握）主治：

（1）治风热感冒，温病初起。

（2）善解心胃二经实火热毒，又入血分而能凉血消斑，气血两清，治温病高热，神昏，发斑发疹。

（3）善解温疫时毒，治痄腮，喉痹，口疮，丹毒，痈肿。

板蓝根 （2010-142、2015-143）注意：

（1）治风热感冒，温病初起。

（2）善于清解实火热毒，以解毒利咽散结见长，治温疫时毒，发热咽痛。

（3）治多种瘟疫热毒之证，温毒发斑，痄腮，烂喉丹痧，大头瘟，丹毒，痈肿。

青 黛 （2009-95、2010-142、2013-142）注意：

（1）治温毒发斑，血热吐衄。

（2）治喉痹口疮，痄腮，火毒疮疡。

（3）清肝火，又泻肺热，且能凉血止血，故主治肝火犯肺，咳嗽胸痛，痰中带血。

（4）治小儿惊痫。

（5）本品难溶于水，多入丸散服。

大青叶、板蓝根、青黛鉴别用药：三者大体同出一源，功效亦相近，皆有清热解毒、凉血消斑之作用，大青叶凉血消斑力强，板蓝根解毒利咽散结效著，青黛清肝定惊功胜。

贯 众 （2014-141、2015-143、2018-27）注意：

（1）主治：时疫感冒，风热头痛，温毒发斑；血热出血，尤善治崩漏下血；多种肠道寄生虫病；痄腮，疮疡肿毒。

（2）杀虫、清热解毒宜生用，止血宜炒炭用，本品有小毒，用量不宜过大，服用本品时忌油腻。

蒲公英 （2005-36、2019-127）注意：

（1）为清热解毒、消痈散结之佳品，主治内外热毒疮痈诸证，兼能疏郁通乳，为治乳痈要药，亦常用治肺痈、肠痈，治疗毒肿痛（五味消毒饮）。

（2）利湿通淋，可治热淋涩痛、湿热黄疸。

（3）清肝明目，治肝火上炎之目赤肿痛。

（4）用量过大可致缓泻。

> **总结**
>
> 　　能清肝明目的药物：桑叶、菊花、夏枯草、决明子、石决明、密蒙花、蒲公英、秦皮、熊胆粉、栀子、珍珠母、珍珠、羚羊角、车前子等。
>
> 　　可清泻肝火治目赤肿痛的药物：桑叶、菊花、夏枯草、决明子、石决明、密蒙花、蒲公英、秦皮、熊胆粉、栀子、珍珠母、珍珠、羚羊角、车前子、赤芍、野菊花、龙胆等。

紫花地丁 （2005-36）注意：

（1）性味归经：苦、辛，寒，归心、肝经。

（2）主治：为治血热壅滞、痈肿疮毒、红肿热痛的常用药物，尤以治疗毒为其特长；治毒蛇咬伤；治肝热目赤肿痛，外感热病。

野菊花 （2014-141）注意：

（1）为治外科疗痈之良药（五味消毒饮）。

（2）清泻肝火，兼散风热，治疗风热上攻之目赤肿痛。

（3）清肝平肝，治肝阳上亢，头痛眩晕。

野菊花、菊花鉴别用药: 两者均有清热解毒之功。野菊花苦寒之性尤胜,长于解毒消痈,痈肿疮疡多用之;而菊花辛散之力较强,长于清热疏风,上焦头目风热多用之。

重 楼 (2021-90) 注意:

(1) 性味归经:苦,微寒,有小毒,归肝经。

(2) 主治:善于清热解毒、消肿止痛,为治痈肿疔毒、毒蛇咬伤的常用药;凉肝定惊,治惊风抽搐;消肿止痛,化瘀止血,治跌仆伤痛。

(3) 体虚、无实火热毒者,孕妇及患阴证疮疡者均不宜服用。

漏 芦 (1993-38、2021-91) 主治:

(1) 为治乳痈之良药,产后乳汁不通的常用药。

(2) 湿痹拘挛。

土茯苓 (1992-38 重点掌握) 注意:

(1) 为治梅毒要药,治杨梅毒疮,肢体拘挛。

(2) 除湿,可治淋浊带下,湿疹瘙痒。

(3) 治痈肿,瘰疬。

(4) 服用时忌茶,使君子服用时亦忌茶。

鱼腥草 (1994-110、2006-32、2008-93、2009-96、2023-127) 注意:

(1) 主归肺经,以清解肺热见长,又可消痈排脓,为治肺痈要药。

(2) 可利尿通淋,治湿热淋证;可清热止痢,治湿热泻痢。

(3) 不宜久煎。

大血藤 (2019-127) 主治:

(1) 善散肠中瘀滞,为治肠痈要药。

(2) 跌仆肿痛,经闭痛经。

(3) 风湿痹痛。

败酱草 （1994-109、2009-96、2019-127）主治：

（1）清热解毒，消痈排脓，祛瘀止痛，为治肠痈腹痛首选药物。

（2）产后瘀阻腹痛。

> **总 结**
>
> 治乳痈常用药：夏枯草，漏芦，王不留行，金银花，连翘，蒲公英，瓜蒌；
>
> 治肺痈常用药：鱼腥草，薏苡仁，桃仁，芦根，金银花，桔梗，蒲公英，瓜蒌；
>
> 治肠痈常用药：败酱草，大血藤，薏苡仁，桃仁，大黄，牡丹皮，蒲公英，瓜蒌。

射 干 （2022-90）注意：

（1）专入肺经，为治热毒痰火郁结所致咽喉肿痛之要药。

（2）治痰涎壅盛，咳嗽气喘（射干麻黄汤）。

（3）本品苦寒，脾虚便溏者不宜使用，孕妇慎用。

山豆根 （从未考过，重点掌握）注意：

（1）大苦大寒，善清肺火、解热毒、利咽消肿，为治疗火毒蕴结所致乳蛾喉痹、咽喉红肿疼痛的要药。

（2）清胃火，可用于牙龈肿痛，口舌生疮。

（3）有毒，煎服，3~6 g，过量服用易引起呕吐、腹泻、胸闷、心悸等副作用，故用量不宜过大，脾胃虚寒者慎用。

马 勃 （2002-141、2012-33、2022-91）注意：

为治咽喉肿痛常用药，止血，可治衄血，外伤出血。

白头翁 （1993-109、2015-31）注意：

善清胃肠湿热及血分热毒，为治热毒血痢和湿热痢疾之良药。

马齿苋 （1993-110、2024-91）注意：

（1）性味归经：酸，寒，归肝、大肠经。

（2）为治热毒血痢常用药物。

（3）治痈肿疔疮，丹毒，蛇虫咬伤，湿疹。

（4）有清热凉血、收敛止血之效，治便血，痔血，崩漏下血。

（5）脾胃虚寒、肠滑作泄者忌服。

鸦胆子 （2002-39、2015-31、2024-91）注意：

（1）治疟疾。

（2）可治热毒血痢和冷积久痢。

（3）内服，0.5~2 g，不宜入煎剂，对胃肠道及肝、肾均有损害。

半边莲、白花蛇舌草、山慈菇 （2025-90、2025-91）注意：

这三味是临床常用的抗肿瘤中药，记住功效即可。

熊胆粉 （2002-32、2015-36）注意：

（1）熊胆粉与牛黄皆能清热解毒，息风止痉，清泻肝火，牛黄能豁痰开窍醒神，熊胆粉善于明目退翳。

（2）内服，0.25~0.5 g，入丸、散剂，脾胃虚寒者忌服，虚寒证禁用。

白　蔹 （新增考点，还未考过）注意：

（1）清热解毒，消痈散结，敛疮生肌，治痈疽发背，疔疮，瘰疬，烧烫伤，手足皲裂。

（2）不宜与川乌、草乌、附子同用。

清热凉血药

生地黄 （1991-109、2004-29 重点掌握）主治：

（1）善于清热凉血，常用治热入营血，温毒发斑（清营汤、犀角地黄汤）。

（2）凉血止血，治血热出血。

（3）滋肾阴而降虚火，治阴虚内热，骨蒸劳热（青蒿鳖甲汤）。

（4）清热养阴生津，治热病伤阴（益胃汤），内热消渴。

（5）滋阴润燥以通便，治肠燥便秘（增液汤）。

玄 参 （1991-110 重点掌握）主治：

（1）治热入营血，温毒发斑（清营汤）。

（2）治热病伤阴，津伤便秘（增液汤），骨蒸劳嗽（百合固金汤）。

（3）治咽喉肿痛（普济消毒饮），白喉（养阴清肺汤），脱疽（四妙勇安汤），目赤肿痛，瘰疬，痈肿疮毒。

> **生地黄、玄参鉴别用药：**两者均能清热凉血、养阴生津，用治热入营血、热病伤阴、阴虚内热等证，常相须为用。玄参泻火解毒力较强，故咽喉肿痛、痰火瘰疬多用；生地黄凉血养阴力较大，还能止血，故血热出血、阴虚内热消渴多用。

牡丹皮 （1998-34、2001-107、2002-137、2003-100、2014-42、2016-143，高频考点，重点掌握）注意：

（1）善清透阴分伏热，为治无汗骨蒸之要药，常用于治疗温病伤阴，阴虚发热，夜热早凉，无汗骨蒸（青蒿鳖甲汤）。

（2）善散瘀消痈而治痈肿疮毒，肠痈（大黄牡丹皮汤）。

（3）治热入营血，温毒发斑（犀角地黄汤），血热吐衄（十灰散）。

（4）活血化瘀，治血瘀经闭、痛经（桂枝茯苓丸），跌仆伤痛。

（5）清热凉血宜生用，活血化瘀宜酒炙用。

赤 芍 （2002-137、2014-42）主治：

（1）散瘀止痛，治肝郁胁痛，经闭、痛经，癥瘕腹痛，跌打损伤。

（2）清肝火而治目赤肿痛，痈肿疮疡（仙方活命饮）。

（3）治热入营血，温毒发斑，血热吐衄（犀角地黄汤）。

紫 草 （1996-88、2004-100 重点掌握）主治：

（1）治血热毒盛，斑疹紫黑，麻疹不透。

（2）外用治疮疡，湿疹，水火烫伤。

水牛角 （从未考过，重点掌握）主治：

（1）温病高热，神昏谵语，惊风，癫狂。

（2）血热毒盛，斑疹吐衄。

（3）痈肿疮疡，咽喉肿痛。

> **总 结**
>
> 既清泻肝火又息风定惊的药物：水牛角、熊胆粉、重楼、青黛、羚羊角、钩藤、牛黄、珍珠等。

清虚热药

青 蒿 （1995-142、1997-110，重点掌握）注意：

（1）清透阴分伏热，治温邪伤阴，夜热早凉（青蒿鳖甲汤）。

（2）治阴虚发热，骨蒸劳热（清骨散）。

（3）治外感暑热，发热烦渴。

（4）为治疟疾要药。

（5）治湿热黄疸。

（6）入汤剂宜后下，脾胃虚弱、肠滑泄泻者忌用。

地骨皮 （1995-109、2001-108、2003-99）注意：

（1）既能清实热又能退虚热。

（2）善清泻肺热，治肺火郁结，咳嗽气喘，皮肤蒸热（泻白散）。

（3）善于清虚热、除骨蒸，治阴虚发热，骨蒸盗汗。

（4）入血分能清热凉血以止血，治血热妄行之吐血、衄血。

（5）能清热泻火而生津止渴，治内热消渴。

白 薇 （从未考过，重点掌握）注意：

治阴虚外感（加减葳蕤汤）。

银柴胡、胡黄连 （2006-33）注意：

两药均能清虚热、除疳热。胡黄连还可清湿热，为治湿热泻痢之良药。

总 结

既清实热又退虚热的药物：知母、黄柏、青蒿、白薇、地骨皮、银柴胡、胡黄连、牡丹皮、泽泻等。

既清湿热又退虚热的药物：黄柏、秦艽、胡黄连。

有大毒的药物：昆明山海棠、雷公藤、巴豆霜、马钱子、升药、生川乌等。

小儿急、慢惊风皆可使用的药物：蝉蜕、蕲蛇、乌梢蛇、天麻、蜈蚣、全蝎、僵蚕等。

可续筋接骨的药物：昆明山海棠、土鳖虫、自然铜、续断、骨碎补。

第三章　泻下药

考点分析

　　凡能引起腹泻，或润滑大肠，促进排便的药物，称为泻下药。根据其作用以及强弱的不同，可分为攻下药、润下药及峻下逐水药。攻下药既有较强的攻下通便作用，又有清热泻火之效。主要适用于实热积滞，大便秘结，燥屎坚结者。治疗时常辅以行气药，以加强泻下及消除胀满作用。润下药多为植物种子或种仁，富含油脂，味甘质润，能润滑大肠，促使排便而不致峻泻。适用于年老津枯、产后血虚、热病伤津及失血等所致的肠燥津枯便秘。峻下逐水药大多苦寒有毒，药力峻猛，服药后能引起剧烈腹泻，有的兼能利尿，能使体内潴留的水饮通过二便排出体外，消除肿胀。适用于全身水肿，大腹胀满，以及停饮等正气未衰之证。

　　攻下药、润下药和峻下逐水药三类具体药物如下。

> 攻下药：大黄、芒硝、番泻叶、芦荟。
> 润下药：火麻仁、郁李仁。
> 峻下逐水药：甘遂、京大戟、芫花、牵牛子、巴豆霜、商陆。

仿真题

1. （单选题）治疗湿热痢疾，腹痛，里急后重宜选用（　　）
   A. 地榆　　　B. 大腹皮　　　C. 大黄　　　D. 枳壳
2. （单选题）下列各项中，治疗实热积滞、大便燥结者，尤为适宜的药物是（　　）
   A. 决明子　　B. 番泻叶　　　C. 虎杖　　　D. 芒硝
3. （单选题）京大戟内服入煎剂的用量是（　　）

A. 0.1~0.3 g   B. 0.5~1 g

C. 1.5~3 g   D. 6~9 g

4.（单选题）下列各项中，治疗虫积腹痛宜选用的药物是
（　　）

    A. 甘遂   B. 京大戟

    C. 牵牛子   D. 商陆

5.（多选题）下列药物不能同用的是（　　）

    A. 巴豆与千金子   B. 芒硝与硫黄

    C. 赤石脂与肉桂   D. 密陀僧与狼毒

6.（多选题）下列药物中，属于妊娠禁用药的是（　　）

    A. 川乌   B. 莪术   C. 商陆   D. 桃仁

7.（多选题）下列药物中，不入煎剂，宜入丸散的是（　　）

    A. 京大戟   B. 芫花   C. 甘遂   D. 芦荟

8.（多选题）既泻水逐饮，又散结消肿的药物是（　　）

    A. 甘遂   B. 大戟   C. 芫花   D. 商陆

参考答案：1~4 　CDCC　　5~8 　BCD ABC CD ABD

知识点总结

第一步　背目录

大芒番芦；火郁；甘京芫商牵巴。

第二步　对比记忆

攻 下 药

药名	功效
牛 黄	清热解毒，凉肝息风，清心豁痰，开窍醒神（平肝息风药）

药名	功效
雄 黄	解毒杀虫，燥湿祛痰，截疟（攻毒杀虫止痒药）
大 黄	泻下攻积，清热泻火，凉血解毒，逐瘀通经，利湿退黄（泻清凉逐利）
虎 杖	利湿退黄，清热解毒，散瘀止痛，止咳化痰，泻热通便（利水渗湿药）
注意：记忆功效较多的中药，可采用记首字法，如虎杖的功效利清散止泻。	
芒 硝	泻下通便，润燥软坚，清火消肿
芦 荟	泻下通便，清肝泻火，杀虫疗疳
番泻叶	泻热行滞，通便，利水

润 下 药

药名	功效
火麻仁	润肠通便
郁李仁	润肠通便，下气利水

峻下逐水药

药名	功效
牵牛子	泻水通便，消痰涤饮，杀虫攻积
商 陆	逐水消肿，通利二便，外用解毒散结
京大戟	泻水逐饮，消肿散结
甘 遂	泻水逐饮，消肿散结
芫 花	泻水逐饮，祛痰止咳，外用杀虫疗疮
巴豆霜	峻下冷积，逐水退肿，豁痰利咽，外用蚀疮

第三步 归纳总结

攻 下 药

大 黄 （1993-33、1994-34、2000-38、2002-33、2006-34、2013-95、2016-32、2017-129、2022-128、2024-20，高频考点，重点掌握）注意：

（1）善治积滞便秘（大承气汤、麻子仁丸、黄龙汤、温脾汤）。

（2）治血热妄行之吐血、衄血、咯血（泻心汤）；治火邪上炎所致的目赤、咽喉肿痛、牙龈肿痛等症（凉膈散）。

（3）治热毒疮疡，烧烫伤，肠痈腹痛（大黄牡丹汤）。

（4）治瘀血诸证（桃核承气汤、复元活血汤）。

（5）治湿热痢疾，黄疸（茵陈蒿汤），淋证（八正散）。

（6）破痰实，通脏腑，降湿浊，治老痰壅塞，喘逆不得平卧，癫狂惊痫，大便秘结者（礞石滚痰丸）。

（7）孕妇及月经期、哺乳期慎用，脾胃虚弱者慎用。

（8）用于泻下不宜久煎。

> **酒大黄、熟大黄、大黄炭鉴别用药：** 酒大黄善清上焦血分热毒，用于目赤咽痛，齿龈肿痛；熟大黄泻下力缓，泻火解毒，用于火毒疮疡；大黄炭凉血化瘀止血，多用于血热有瘀出血证。

芒 硝 （2008-30、2017-129、2023-20、2025-133）注意：

（1）能泻能清，润燥软坚，对实热积滞，大便燥结者尤为适宜。

（2）治肠痈腹痛（大黄牡丹汤）。

（3）清火消肿，外用治乳痈、咽痛口疮、目赤肿痛、痔疮肿痛。

（4）一般不入煎剂，冲入药汁内或开水溶化后服。

（5）**孕妇慎用，不宜与硫黄、三棱同用**。

番泻叶（2022-128）注意：

（1）利水，治水肿胀满。

（2）煎服，2~6 g，后下，或开水泡服。

（3）**孕妇及月经期、哺乳期慎用**。

芦 荟（1997-136、1999-140、2011-33、2013-96、2024-128）注意：

（1）善治热结便秘兼见**心肝火旺，烦躁失眠**之证（更衣丸）。

（2）用治**肝经火盛**的便秘溲赤、惊痫抽搐（当归龙荟丸）。

（3）治小儿疳积。

（4）外用杀虫止痒，可治疗癣疮。

（5）**入丸散服**，2~5 g。

（6）**孕妇慎用**。

润 下 药

火麻仁（2013-32、2019-20）注意：

有**滋养补虚**作用，适用于老人、产妇及体弱者等津血不足的肠燥便秘证。

郁李仁（2013-32）注意：

（1）可行大肠之气滞，治食积气滞，腹胀便秘。

（2）可**利水消肿**。

（3）**孕妇慎用**。

峻下逐水药

甘　遂　（1998-29、2007-34、2018-129、2024-128）注意：

(1) 治水肿胀满，胸腹积水，痰饮积聚，气逆咳喘，二便不利（十枣汤）。

(2) 可逐痰涎，用治风痰癫痫，外用消肿散结，治痈肿疮毒。

(3) 多入丸散用，0.5~1.5 g。

(4) 孕妇禁用，不宜与甘草同用。

京大戟　（1996-137、2017-26、2018-129、2020-93）注意：

(1) 治水肿胀满，胸腹积水，痰饮积聚，气逆咳喘，二便不利（十枣汤、舟车丸）。

(2) 外用消肿散结，治痈肿疮毒，瘰疬痰核。

(3) 煎服，1.5~3 g，入丸散服，每次 1 g。

(4) 孕妇禁用，不宜与甘草同用。

芫　花　（2003-30、2015-32、2018-26、2020-92）注意：

(1) 性味归经：苦、辛，温，有毒，归肺、脾、肾经。

(2) 治水肿胀满，胸腹积水，痰饮积聚，气逆咳喘，二便不利（十枣汤、舟车丸）。

(3) 外用杀虫疗疮，治疥癣秃疮，痈肿，冻疮。

(4) 煎服，1.5~3 g，醋芫花研末吞服，每次 0.6~0.9 g，每日 1 次。

(5) 孕妇禁用，不宜与甘草同用。

商　陆　（2010-93、2018-129）注意：

(1) 逐水消肿，通利二便，治水肿胀满，二便不利。

(2) 外用解毒散结，治痈肿疮毒。

(3) 孕妇禁用。

牵牛子 （2005-42、2010-94、2014-33）注意：

（1）泻水通便，治水肿胀满，二便不利。

（2）消痰涤饮，可治痰饮喘咳。

（3）杀虫攻积，并可借泻下通便作用以排除虫体。

（4）煎服，3~6 g，入丸散服，每次 1.5~3 g。

（5）孕妇禁用，不宜与巴豆、巴豆霜同用。

巴豆霜 （1993-30、2012-34）注意：

（1）性味归经：辛，热，有大毒，归胃、大肠经。

（2）主治：寒积便秘；小儿乳食停积；腹水鼓胀，二便不通；喉风，喉痹；痈肿脓成未溃，疥癣恶疮，疣痣。

（3）入丸散用，0.1~0.3 g。

（4）孕妇禁用，不宜与牵牛子同用。

第四章　祛风湿药

考点分析

　　凡以祛除风湿之邪为主，常用以治疗风湿痹证的药物，称为祛风湿药。本类药物味多辛、苦（2017-127），性温或凉，能祛除留着于肌肉、经络、筋骨的风湿之邪，有的还兼有舒筋、活血、通络、止痛或补肝肾、强筋骨等作用。主要用于风湿痹证之肢体疼痛，关节不利、肿大，筋脉拘挛等症。部分药物还适用于腰膝酸软、下肢痿弱等。使用祛风湿药时，应根据痹证的类型、邪犯的部位、病程的新久等，选择药物并作适当的配伍。如风邪偏盛的行痹，应选择善能祛风的祛风湿药，佐以活血养营之品；湿邪偏盛的着痹，应选用温燥的祛风湿药，佐以健脾渗湿之品；寒邪偏盛的痛痹，当选用温性较强的祛风湿药，佐以通阳温经之品；外邪入里而从热化或郁久化热的热痹，当选用寒凉的祛风湿药，酌情配伍凉血清热解毒药；感邪初期，病邪在表，当配伍散风胜湿的解表药；病邪入里，须与活血通络药同用；若夹有痰浊、瘀血者，须与祛痰、散瘀药同用；久病体虚，肝肾不足，抗病能力减弱，应选用强筋骨的祛风湿药，配伍补肝肾、益气血的药物，扶正以祛邪。

　　根据药性和功效的不同，祛风湿药分为祛风寒湿药、祛风湿热药、祛风湿强筋骨药三类。

祛风寒湿药：独活、威灵仙、蕲蛇、木瓜、乌梢蛇、川乌、草乌、海风藤、青风藤、穿山龙、昆明山海棠。
祛风湿热药：秦艽、防己、桑枝、豨莶草、臭梧桐、海桐皮、络石藤、雷公藤。
祛风湿强筋骨药：五加皮、桑寄生、狗脊。

仿真题

1. （单选题）络石藤具有海风藤不具有的功效是（　　）
   A. 祛风湿　　B. 杀虫止痒　　C. 凉血消肿　　D. 通络止痛
2. （单选题）海桐皮具有海风藤不具有的功效是（　　）
   A. 祛风湿　　B. 杀虫止痒　　C. 凉血消肿　　D. 通络止痛
3. （单选题）既治风湿痹证，又治小儿惊风的药物是（　　）
   A. 蕲蛇　　　B. 海桐皮　　　C. 海风藤　　　D. 雷公藤
4. （单选题）治疗麻风疥癣，宜选用的药物是（　　）
   A. 五加皮　　B. 蕲蛇　　　　C. 桑枝　　　　D. 络石藤
5. （多选题）臭梧桐、海桐皮和络石藤均有的功效是（　　）
   A. 祛风湿　　　　　　　B. 杀虫止痒
   C. 凉血消肿　　　　　　D. 通络止痛
6. （多选题）可续筋接骨的中药有（　　）
   A. 土鳖虫　　　　　　　B. 自然铜
   C. 续断　　　　　　　　D. 昆明山海棠/骨碎补
7. （多选题）下面选项中有大毒的中药有（　　）
   A. 雷公藤　　　　　　　B. 巴豆霜
   C. 马钱子　　　　　　　D. 昆明山海棠/升药/生川乌
8. （多选题）不宜与草乌同用的药物有（　　）
   A. 天花粉　　B. 瓜蒌　　　　C. 白及　　　　D. 白蔹

参考答案：1~4　CBAB　　　5~8　AD ABCD ABCD ABCD

知识点总结

第一步　背目录

独威川草蕲乌，木海昆青龙；秦防桑豨，臭海雷络；五桑狗。

第二步 对比记忆

祛风寒湿药

药名	功效
独 活	祛风除湿，通痹止痛，解表
羌 活	祛风解表，胜湿止痛（解表药）
威灵仙	祛风湿，通经络，止痛，消骨鲠
海风藤	祛风湿，通经络，止痹痛
川 乌	祛风除湿，温经止痛
草 乌	祛风除湿，温经止痛
蕲 蛇	祛风，通络，止痉
乌梢蛇	祛风，通络，止痉
木 瓜	舒筋活络，和胃化湿/消食，生津止渴
青风藤	祛风湿，通经络，利小便
穿山龙	祛风除湿，舒筋通络，活血止痛，止咳平喘
昆明山海棠	祛风除湿，活血止痛，续筋接骨

祛风湿热药

药名	功效
防 己	祛风止痛，利水消肿
雷公藤	祛风除湿，活血通络，消肿止痛，杀虫解毒
络石藤	祛风通络，凉血消肿
海桐皮	祛风湿，通络止痛，杀虫止痒
臭梧桐	祛风湿，通经络，平肝

药名	功效
秦 艽	祛风湿，止痹痛，退虚热，清湿热
海风藤	祛风湿，通经络，止痹痛（祛风寒湿药）
威灵仙	祛风湿，通经络，止痛，消骨鲠（祛风寒湿药）
桑 枝	祛风湿，利关节
豨莶草	祛风湿，利关节，解毒

祛风湿强筋骨药

药名	功效
香加皮	祛风湿，　　　　强筋骨，利水消肿（利水渗湿药）
五加皮	祛风湿，补肝肾，强筋骨，利水消肿
牛 膝	补肝肾，强筋骨，利尿通淋，活血通经，引血下行（活血化瘀药）
狗 脊	祛风湿，补肝肾，强腰膝
桑寄生	祛风湿，补肝肾，强筋骨，安胎
杜 仲	补肝肾，强筋骨，安胎（补虚药）
续 断	补肝肾，强筋骨，安胎，续折伤，止崩漏（补虚药）

第三步　归纳总结

祛风寒湿药

独　活（2009-141、2019-132）注意：

（1）为治**风湿痹痛**主药（独活寄生汤），风寒夹湿头痛（羌活胜湿汤），**少阴头痛**。

（2）独活和羌活皆可**祛风湿、止痛、解表**，以治风寒湿痹，风寒夹湿表证，头痛。羌活常用于风寒湿痹痛在上半身者，独活常用于风寒湿痹痛在下半身者。

威灵仙（1992-34，重点掌握）注意：

性猛善走，为治风湿痹痛要药。记住其功效即可。

川乌、草乌（2008-33、2012-93、2016-141、2017-135、2019-132、2020-21）注意：

（1）两药药性、功效、主治、用法用量、使用注意皆相同，但草乌毒性更强。

（2）主治：风寒湿痹，关节疼痛（乌头汤、小活络丹）；心腹冷痛（乌头赤石脂丸），寒疝疼痛（大乌头煎）；跌打损伤，麻醉止痛。

（3）不宜与半夏、川贝母、浙贝母、瓜蒌、天花粉、白及、白蔹同用，宜先煎、久煎，1.5～3 g。

蕲蛇、乌梢蛇（2011-34、2012-94、2017-21、2018-21、2019-132、2025-21）注意：

（1）两药功效、主治相似，性皆走窜，均能祛风、通络、止痉，凡内外风毒壅滞之证皆宜。

（2）善治病久邪深之风湿顽痹及中风半身不遂、口眼歪斜者。

（3）治小儿惊风、破伤风，为治抽搐痉挛常用药。

（4）能外走肌表而祛风止痒，兼以毒攻毒，故亦为风毒之邪壅于肌肤常用之品，治麻风、疥癣。

木 瓜（2000-83、2010-34、2014-35）主治：

（1）善于舒筋活络，且能去湿除痹，是湿痹筋脉拘挛之要药。

（2）为治脚气浮肿常用药。

（3）和胃化湿，舒筋活络，治暑湿吐泻，转筋挛痛。

（4）可消食，治消化不良，生津止渴，治津伤口渴。

海风藤（2005-38）功效：

祛风湿，通经络，止痹痛。

青风藤（新增考点，还未考过）功效：

祛风湿，通经络，利小便。

穿山龙（新增考点，还未考过）功效：

祛风除湿，舒筋通络，活血止痛，止咳平喘。

昆明山海棠（2023-132）注意：

（1）功效：祛风除湿，活血止痛，续筋接骨。

（2）有大毒，宜先煎，体弱者不宜使用，孕妇禁用，小儿及育龄期妇女慎用。

祛风湿热药

秦　艽（2003-81、2003-82、2023-132、2024-21）主治：

（1）为"风药中之润剂"，风湿痹证无论寒热新久皆可主治。

（2）善"活血荣筋"，治中风半身不遂。

（3）可治湿热黄疸。

（4）退虚热，除骨蒸，为治虚热要药，治骨蒸潮热，疳积发热。

防　己（2023-132、2024-21）注意：

（1）性味归经：苦，寒，归膀胱、肺经。

（2）善治痹证关节红肿疼痛者。

（3）善走下行而泄下焦膀胱湿热，宜于下肢水肿、小便不利者。

（4）本品苦寒，易伤胃气，胃纳不佳及阴虚体弱者慎用。

桑　枝（2022-21）注意：

祛风湿，利关节，擅长治风湿热痹，肩臂、关节酸痛麻木者。

豨莶草 （2013-146）注意：

（1）常用于风湿痹痛，筋骨无力，腰膝酸软，四肢麻木或中风半身不遂者。

（2）治风湿痹痛、半身不遂宜酒制用，治风疹湿疮、痈肿疮毒宜生用。

臭梧桐 （2013-146）注意：

（1）祛风湿，通经络，可治风湿痹证。

（2）通经络，又可治中风半身不遂。

（3）平肝，可治肝阳上亢之头痛眩晕。

（4）还可治风疹、湿疮。

海桐皮 （2004-30、2021-21）注意：

（1）祛风湿，通络止痛，可治风湿痹证。

（2）杀虫止痒，可治疥癣、湿疹。

络石藤 （2022-21、2023-132）注意：

（1）祛风通络，治风湿热痹，筋脉拘挛，腰膝酸痛。

（2）凉血消肿，治喉痹，痈肿，跌仆损伤。

雷公藤 （从未考过，重点掌握）注意：

（1）为治风湿顽痹要药，清热力强，消肿止痛功效显著，尤宜于关节红肿热痛、晨僵、变形者。

（2）对多种皮肤病有良效。

（3）有大毒，凡有心、肝、肾器质性病变及白细胞减少者慎用，孕妇禁用。

祛风湿强筋骨药

五加皮 （2009-144）功效：

祛风湿，补肝肾，强筋骨，利水消肿。

桑寄生 （2009-144）功效：

祛风湿，补肝肾，强筋骨，安胎。

狗 脊 （2006-129）功效：

祛风湿，补肝肾，强腰膝。对肝肾不足兼有风寒湿邪之腰痛脊强，不能俯仰者最为适宜。

海风藤、络石藤、臭梧桐、海桐皮、雷公藤鉴别用药： 这五药皆可祛风湿、通络止痛。海风藤为祛风寒湿药，络石藤、臭梧桐、海桐皮、雷公藤为祛风湿热药。络石藤还可凉血消肿，臭梧桐还可平肝，海桐皮还可杀虫止痒，雷公藤还可活血、消肿、杀虫解毒。

第五章 化湿药

考点分析

　　凡以化湿运脾为主要作用的药物称为化湿药。本类药物辛香温燥，主入脾、胃经，能促进脾胃运化，消除湿浊。同时，其辛能行气，香能通气，能行中焦之气机，以解除因湿浊引起的脾胃气滞之病机。此外，部分药物还兼有解暑、辟秽等作用。化湿药主要适用于湿浊内阻，脾为湿困，运化失常所致的脘腹痞满、呕吐泛酸、大便溏薄、食少体倦、口甘多涎、舌苔白腻等症。此外，部分药物亦可用于湿温、暑湿证。化湿药气味芳香，多含挥发油，一般以作为散剂服用疗效较好，如入汤剂宜后下，且不应久煎，以免其挥发性有效成分逸失而降低疗效；本类药物多属辛温香燥之品，易于耗气伤阴，故阴虚血燥及气虚者宜慎用。

　　化湿药总共有以下8味。

广藿香、佩兰、苍术、厚朴、砂仁、豆蔻、草豆蔻、草果。

仿真题

1.（单选题）具有燥湿温中、除痰截疟功效的药物是（　　）
　　A. 陈皮　　　B. 常山　　　C. 草果　　　D. 槟榔

2.（单选题）苍术、白术均具有的功效是（　　）
　　A. 止汗　　　B. 祛风散寒　　C. 燥湿健脾　　D. 明目

3.（单选题）可燥湿行气、温中止呕的是（　　）
　　A. 燥湿健脾　B. 芳香化湿　　C. 发表解暑　　D. 醒脾开胃

4.（单选题）既治寒湿中阻，又治疟疾的药物是（　　）
　　A. 橘皮　　　B. 草果　　　C. 常山　　　D. 槟榔

5. （多选题）既能化湿，又能解暑的是（　　　）
   A. 苍术　　　B. 藿香　　　C. 佩兰　　　D. 砂仁
6. （多选题）入汤剂宜后下的是（　　　）
   A. 藿香　　　B. 厚朴　　　C. 砂仁　　　D. 豆蔻
7. （多选题）下列关于化湿药的叙述正确的是（　　　）
   A. 气芳香，性偏温燥　　　B. 一般作散剂服用疗效较好
   C. 入汤剂宜后下，不应久煎　D. 阴虚血燥及气虚慎用
8. （多选题）草豆蔻、豆蔻功效的共同点是（　　　）
   A. 燥湿　　　B. 行气　　　C. 温中　　　D. 消食

参考答案：1~4　CCBB　　　5~8　BC CD ABCD BC

知识点总结

第一步　背目录

　　藿佩苍厚砂豆草草。

第二步　对比记忆

药名	功效
广藿香	芳香化湿，发表解暑，和中止呕
佩　兰	芳香化湿，发表解暑，醒脾开胃
苍　术	燥湿健脾，祛风散寒，明目
白　术	燥湿利水，补气健脾，止汗，安胎（补益药）
厚　朴	燥湿消痰，下气除满
砂　仁	化湿开胃，温脾止泻，理气安胎
豆　蔻	化湿行气，温中止呕，开胃消食
草豆蔻	燥湿行气，温中止呕
肉豆蔻	涩肠止泻，温中行气（收涩药）
草　果	燥湿温中，除痰截疟

第三步　归纳总结

广藿香　（2007-122、2012-145、2016-146）主治：

（1）为芳香化湿要药，用治湿阻中焦，脘腹痞闷。

（2）对湿阻中焦所致之呕吐，本品最宜。

（3）暑月外感风寒、内伤生冷而致的寒湿闭暑证（藿香正气散）。

（4）暑湿表证或湿温初起（甘露消毒丹）。

佩　兰　（2001-33、2006-90、2012-145）主治：

（1）湿阻中焦，脘痞呕恶。

（2）脾经湿热，口中甜腻、多涎、口臭等的脾瘅证。

（3）暑湿表证，湿温初起。

苍　术　（2005-90、2006-91、2009-31、2011-143）主治：

（1）用治湿阻中焦（平胃散），治其他湿邪泛滥之症，如脾虚湿聚，水湿内停的痰饮或外溢的水肿（胃苓汤）。

（2）对痹证湿盛者尤宜，治湿热痹证（白虎加苍术汤），湿热痿证（四妙散）。

（3）风寒感冒，以风寒表证夹湿者最为适宜。

（4）夜盲症、眼目昏涩。

厚　朴　（2001-35、2005-91、2011-143、2013-33）主治：

（1）为消除胀满要药，治湿阻中焦，脘腹胀满（平胃散）。

（2）食积气滞，腹胀便秘（大承气汤）。

（3）痰饮喘咳（苏子降气汤）。

（4）梅核气（半夏厚朴汤）。

砂　仁　（2008-34、2010-143、2017-133、2020-127）注意：

（1）治湿阻中焦及脾胃气滞证，"为醒脾调胃要药"，对寒湿气滞者最为适宜。

（2）治脾胃虚寒吐泻。

（3）治气滞妊娠恶阻及胎动不安。

（4）宜后下。

豆 蔻 （2000-107、2008-34、2010-143、2017-133、2025-134）
主治：

（1）湿阻中焦及脾胃气滞证。

（2）湿温初起，胸闷不饥（三仁汤）。

（3）胃寒湿阻气滞之呕吐最为适宜。

（4）宜后下。

草豆蔻 （1994-32、2009-143、2017-133、2025-134）注意：

（1）脾胃寒湿偏重，气机不畅者宜之（厚朴温中汤）。

（2）治寒湿内盛，胃气上逆之呕吐呃逆。

（3）除中焦之寒湿而止泻痢，用于寒湿内盛，清浊不分之腹痛泻痢。

草 果 （2014-34、2019-25）主治：

（1）寒湿偏盛之脘腹冷痛，呕吐泄泻，苔浊腻者。

（2）疟疾。

> **总 结**
>
> 宜后下的化湿药：砂仁、豆蔻。

第六章　利水渗湿药

考点分析

　　凡以通利水道，渗泄水湿为主要功效，常用以治疗水湿内停病证的药物，称利水渗湿药。本类药物味多甘、淡或苦，主归膀胱、小肠、肾、脾经，作用趋向偏于下行，具有利水消肿、利尿通淋、利湿退黄等功效。利水渗湿药主要用于小便不利、水肿、泄泻、痰饮、淋证、黄疸、湿疮、带下、湿温等水湿所致的各种病证。利水渗湿药，易耗伤津液，对阴亏津少、肾虚遗精遗尿者，宜慎用或忌用。有些药物有较强的通利作用，孕妇应慎用。

　　根据药物作用特点及临床主治的不同，利水渗湿药分为利水消肿药、利尿通淋药和利湿退黄药三类。

> **利水消肿药：** 茯苓、薏苡仁、猪苓、泽泻、香加皮、枳椇子。
>
> **利尿通淋药：** 车前子、滑石、木通、通草、瞿麦、萹蓄、地肤子、海金沙、石韦、冬葵子、灯心草、萆薢。
>
> **利湿退黄药：** 茵陈、金钱草、虎杖、珍珠草。

仿真题

1. （单选题）薏苡仁具有而茯苓不具有的功效是（　　）
   A. 清心除烦　B. 健脾　　　C. 宁心安神　　D. 解毒散结
2. （单选题）擅长通淋止痛，为治诸淋涩痛要药的是（　　）
   A. 萆薢　　　B. 冬葵子　　C. 石韦　　　　D. 海金沙
3. （单选题）木通、通草均具有的功效是（　　）
   A. 利尿通淋，下乳　　　　B. 利尿通淋，杀虫

  C. 利尿通淋，止血   D. 利尿通淋，止痒

4.（单选题）清热利湿宜生用，健脾止泻宜炒用的药物是
  （ ）
  A. 茯苓 B. 薏苡仁 C. 白扁豆 D. 白术

5.（多选题）下列药物中，孕妇慎用的有（ ）
  A. 肉桂 B. 瞿麦 C. 槟榔 D. 枳实

6.（多选题）既能利水，又能健脾的药物有（ ）
  A. 五加皮 B. 黄芪 C. 茯苓   D. 白术

7.（多选题）可明目的中药有（ ）
  A. 车前子 B. 珍珠母 C. 珍珠草 D. 珍珠

8.（多选题）可化浊降脂而治高脂血症的药物是（ ）
  A. 山楂 B. 泽泻 C. 制何首乌 D. 银杏叶

参考答案：1~4 DDDB   5~8 ABCD BCD ABCD ABCD

知识点总结

第一步 背目录

  茯猪薏，泽香枳；滑车草木瞿萹蓄，海地石冬灯草；茵金虎珍。

第二步 对比记忆

利水消肿药

药名	功效
猪 苓	利水渗湿
茯 苓	利水渗湿，健脾，宁心
薏苡仁	利水渗湿，健脾止泻，除痹，排脓，解毒散结

药名	功效
泽　泻	利水渗湿，泻热，化浊降脂
枳椇子	利水消肿，解酒毒
香加皮	祛风湿，　　　强筋骨，利水消肿
五加皮	祛风湿，补肝肾，强筋骨，利水消肿（祛风湿药）
牛　膝	补肝肾，强筋骨，利尿通淋，活血通经，引血下行（活血化瘀药）
狗　脊	祛风湿，补肝肾，强腰膝（祛风湿药）
桑寄生	祛风湿，补肝肾，强筋骨，安胎（祛风湿药）
杜　仲	补肝肾，强筋骨，安胎（补虚药）
续　断	补肝肾，强筋骨，安胎，续折伤，止崩漏（补虚药）

利尿通淋药

药名	功效
车前子	清热利尿通淋，渗湿止泻，明目，祛痰
通　草	清热利尿，通气下乳
冬葵子	清热利尿，下乳，润肠
滑　石	利尿通淋，清热解暑，外用祛湿敛疮
木　通	利尿通淋，清心除烦，通经下乳
灯心草	利小便，　清心火
萹　蓄	利尿通淋，杀虫止痒
地肤子	清热利湿，祛风止痒
瞿　麦	活血通经，利尿通淋
牛　膝	活血通经，利尿通淋，补肝肾，强筋骨，引血下行（活血化瘀药）
琥　珀	活血通经，利尿通淋，镇惊安神（安神药）

药名	功效
王不留行	活血通经，利尿通淋，下乳消痈（活血化瘀药）
萆薢	利湿去浊，祛风除痹
海金沙	清热利湿，通淋止痛
小蓟	凉血止血，利尿通淋，散瘀解毒消痈（止血药）
石韦	凉血止血，利尿通淋，清肺止咳
白茅根	凉血止血，清热利尿，清肺胃热（止血药）
芦根	清热利尿，清热泻火，生津止渴，除烦，止呕（清热药）

利湿退黄药

药名	功效
金钱草	利尿通淋，利湿退黄，解毒消肿
茵陈	清利湿热，利胆退黄
大黄	泻下攻积，清热泻火，凉血解毒，逐瘀通经，利湿退黄（泻下药，泻清凉逐利）
虎杖	利湿退黄，清热解毒，散瘀止痛，止咳化痰，泻热通便（利清散止泻）
珍珠草	利湿退黄，清热解毒，明目，消积
珍珠母	平肝潜阳，清肝明目退翳，安神定惊/外用燥湿收敛（平肝息风药）
珍珠	解毒生肌，清肝明目退翳，安神定惊，润肤祛斑（平肝息风药）

第三步　归纳总结

利水消肿药

茯　苓（2004-31、2021-22、2023-128）主治：

(1) 水肿尿少（五苓散、真武汤、猪苓汤）。

(2) 痰饮之目眩心悸（苓桂术甘汤），饮停于胃之呕吐（小半夏加茯苓汤）。

(3) 脾虚泄泻（参苓白术散），脾虚食少（四君子汤）。

(4) 心神不安（归脾汤），惊悸失眠（安神定志丸）。

薏苡仁（1999-84、2006-35、2008-35、2013-144、2015-33、2021-22、2023-127，高频考点）注意：

(1) 除痹，治湿痹而筋脉挛急疼痛。

(2) 治湿温初起或暑湿邪在气分（三仁汤）。

(3) 排脓，治肺痈（苇茎汤），肠痈（薏苡附子败酱散）。

(4) 解毒散结，治赘疣，癌肿。

(5) 治水肿，脾虚泄泻（参苓白术散）。

(6) 八版教材提出薏苡仁的用法是清利湿热宜生用，健脾止泻宜炒用，九版教材没有此论述。

(7) 本品性质滑利，孕妇慎用。

猪　苓（2007-35）注意：

利水渗湿作用较强，无补益之功。

泽　泻（2000-32、2017-22、2021-132）注意：

(1) 归经：归肾、膀胱经。

(2) 泻水湿，行痰饮，常治痰饮停聚，清阳不升之头目昏眩，常配白术同用（泽泻汤）。

(3) 既能清膀胱之热，又能泻肾经之虚火，对下焦湿热者尤为适宜，故用治湿热蕴结之热淋涩痛，肾阴不足，相火偏亢之遗精、潮热（六味地黄丸）。

（4）本品能"利小便实大便"，治脾胃伤冷，水谷不分，泄泻不止（胃苓汤）。

（5）治水肿胀满，小便不利（五苓散）。

（6）化浊降脂，治高脂血症。

> **总 结**
>
> 能清实热又能退虚热的药物：知母、黄柏、青蒿、白薇、地骨皮、银柴胡、胡黄连、牡丹皮、泽泻。

香加皮（2006-129、2016-33）注意：

（1）辛，苦，温，有毒。

（2）香加皮与五加皮皆能祛风湿、强筋骨、利水消肿，五加皮无毒，能补肝肾，香加皮有毒。

枳椇子（新增考点，还未考过）功效：

利水消肿，解酒毒。

利尿通淋药

车前子（2010-95、2010-96、2012-35、2016-142）注意：

（1）治热淋涩痛（八正散），水肿胀满（济生肾气丸）。

（2）善清肝热而明目，治目赤肿痛，目暗昏花。

（3）能清肺化痰止咳，治痰热咳嗽。

（4）能"利小便实大便"，尤宜于小便不利之水泻。

（5）可清肝明目，不能平抑肝阳。

能清肝明目的药物：菊花、夏枯草、决明子、石决明、密蒙花、蒲公英、秦皮、熊胆粉、栀子、珍珠母、珍珠、羚羊角、车前子等。

可清泻肝火而治目赤肿痛的药物：菊花、夏枯草、决明子、石决明、密蒙花、蒲公英、秦皮、熊胆粉、栀子、珍珠母、珍珠、羚羊角、车前子、赤芍、野菊花、龙胆、栀子等。

可活血通经、利尿通淋的药物：瞿麦、牛膝、琥珀、王不留行等。

滑　石（从未考过，重点掌握）主治：

（1）为治淋证常用药（八正散）。

（2）治暑湿、湿温常用药（六一散），湿温初起（三仁汤）。

（3）能"分水道，实大肠"，治湿热水泻。

（4）外用收湿敛疮，治湿疮、湿疹、痱子。

木　通（1991-83、1996-34、2017-22、2019-128、2023-90）主治：

（1）上清心经之火，下泻小肠之热，常治心火上炎，口舌生疮，或心火下移小肠之心烦尿赤（导赤散）。

（2）通经，可治血瘀经闭，下乳，治乳少，还能利血脉，通关节，湿热痹痛。

（3）利尿通淋，治淋证，水肿。

能下乳的药物：王不留行、漏芦、木通、通草、冬葵子。

6

通 草 （1993-38、2019-128）注意：

（1）归经：归肺、胃经。

（2）入肺经，引热下降而利小便，宜于热淋之小便不利。

（3）入胃经，使胃气上达而下乳汁。

（4）治湿温初起或暑温夹湿（三仁汤）。

瞿 麦 （2023-131）注意：

（1）归经：归心、小肠经。

（2）清心火和小肠火，导热下行，为治淋证常用药（八正散）。

（3）活血通经，治瘀阻经闭，月经不调。

（4）孕妇慎用。

萹 蓄 （2005-127、2018-22）主治：

（1）热淋涩痛，小便短赤（八正散）。

（2）善"杀三虫"，治蛔虫病，蛲虫病，钩虫病。

（3）外用治皮肤湿疹，阴痒带下。

地肤子 （2005-127、2018-22）主治：

（1）热淋涩痛。

（2）祛风止痒，治阴痒带下，风疹，湿疹，皮肤瘙痒。

海金沙 （2020-22）注意：

（1）善止尿道疼痛，为治诸淋涩痛之要药。

（2）包煎。

石 韦 （2002-34、2009-142）主治：

（1）利尿通淋，兼可止血，善治血淋。

（2）清肺止咳，可治肺热咳喘，凉血止血，可治血热出血。

冬葵子 （1991-84、2014-96、2019-128）功效：

清热利尿，下乳，润肠。

灯心草 （2014-95）主治：

（1）尿少涩痛（八正散）。

（2）清心火，治心烦失眠，口舌生疮。

萆薢　（2011-35）主治：

（1）善于利湿去浊，为治膏淋要药（萆薢分清饮）。

（2）祛风除痹，善治腰膝痹痛，筋脉屈伸不利。

利湿退黄药

茵陈　（从未考过，重点掌握）注意：

（1）善清利脾胃肝胆湿热，使之从小便而出，为治黄疸要药（茵陈蒿汤、茵陈五苓散、茵陈四逆汤）。

（2）清利湿热，治湿温、暑湿（甘露消毒丹），湿疮瘙痒。

（3）蓄血发黄及血虚萎黄慎用。

金钱草　（1994-28，重点掌握）主治：

（1）善排结石，尤宜于治石淋。

（2）利湿退黄，可治湿热黄疸。

（3）解毒消肿，治痈肿疔疮，毒蛇咬伤。

虎杖　（1993-33、1994-84、2003-138，重点掌握）功效：

利湿退黄，清热解毒，散瘀止痛，止咳化痰，泻热通便。

珍珠草　（从未考过，重点掌握）主治：

可治湿热黄疸，泄痢，淋证，疮疡肿毒，蛇犬咬伤，目赤肿痛，小儿疳积。

第七章　温里药

考点分析

　　凡以温里祛寒为主要功效，常用以治疗里寒证的药物，称温里药。本类药物均味辛而性温热，辛能散、行，温能通，善走脏腑而能温里祛寒，温经止痛，故可用治里寒证，尤以里寒实证为主。个别药物尚能助阳、回阳，用以治疗虚寒证，亡阳证。本类药物多辛热燥烈，易耗阴动火，故天气炎热时或素体火旺者当减少用量；热伏于里，热深厥深，真热假寒证禁用；凡实热证、阴虚火旺、津血亏虚者忌用；孕妇慎用。

　　温里药总共有以下 11 味。

> 附子、吴茱萸、肉桂、高良姜、干姜、丁香、花椒、荜茇、荜澄茄、小茴香、胡椒。

仿真题

1. （单选题）入煎剂宜后下的是（　　）
   A. 荜澄茄　　B. 肉桂　　　C. 附子　　　D. 高良姜
2. （单选题）性味辛甘大热，归肾、脾、心、肝经的温里药是（　　）
   A. 肉桂　　　B. 干姜　　　C. 吴茱萸　　D. 小茴香
3. （单选题）丁香与郁金同用属中药配伍七情的是（　　）
   A. 相须　　　B. 相使　　　C. 相畏　　　D. 相反
4. （单选题）下列药物可回阳救逆的是（　　）
   A. 人参　　　B. 鹿茸　　　C. 附子　　　D. 冬虫夏草
5. （多选题）桂枝、肉桂的功效共同点是（　　）
   A. 回阳救逆　B. 温通经脉　C. 散寒止痛　D. 补火助阳

6.（多选题）下列药物中，孕妇慎用的有（　　　）

    A. 肉桂　　　B. 瞿麦　　　　C. 槟榔　　　　D. 枳实

7.（多选题）附子与干姜的功效共同点是（　　　）

    A. 补火助阳　B. 回阳救逆　　C. 温中散寒　　D. 温肺化饮

8.（多选题）治疗脾胃虚寒之呕吐、泄泻的药物是（　　　）

    A. 丁香　　　B. 藿香　　　　C. 荜茇　　　　D. 砂仁

参考答案： 1~4　BADC　　5~8　BC ABCD BC ACD

知识点总结

第一步　背目录

附吴肉，二姜二香，二椒二荜。

第二步　对比记忆

药名	功效
附　子	散寒止痛，补火助阳，回阳救逆
肉　桂	散寒止痛，补火助阳，温通经脉，引火归元
桂　枝	发汗解肌，温通经脉，助阳化气，平冲降逆（解表药）
吴茱萸	散寒止痛，降逆止呕，助阳止泻
山茱萸	补益肝肾，收涩固脱（收敛固涩药）
干　姜	回阳通脉，温中散寒，温肺化饮
生　姜	解表散寒，温中止呕，化痰止咳，解鱼蟹毒（解表药）
炮　姜	温经止血，温中止痛（止血药）
高良姜	散寒止痛，温中止呕
柿　蒂	降气止呃（理气药）
刀　豆	降气止呃，温中降逆，温肾助阳（理气药）
丁　香	散寒止痛，温中降逆，温肾助阳

药名	功效
小茴香	散寒止痛，理气和胃
檀 香	行气止痛，温中开胃（理气药）
沉 香	行气止痛，温中止呕，纳气平喘（理气药）
木 香	行气止痛，健脾消食（理气药）
藿 香	芳香化湿，和中止呕，发表解暑（化湿药）
降 香	理气止痛，化瘀止血（活血化瘀药）
乳 香	活血止痛，消肿生肌（活血化瘀药）
麝 香	开窍醒神，活血通经，消肿止痛（开窍药）
苏合香	开窍醒神，辟秽，止痛（开窍药）
花 椒	温中止痛，杀虫止痒
胡 椒	温中散寒，下气，消痰
荜 茇	温中散寒，下气止痛
荜澄茄	温中散寒，行气止痛

第三步　归纳总结

附 子（2009-32、2022-129、2023-21）注意：

（1）性味归经：辛、甘，大热，有毒，归心、肾、脾经。

（2）治亡阳证，上助心阳，中温脾阳，下补肾阳，为"回阳救逆第一品药"（四逆汤、参附汤、回阳救急汤）。

（3）治阳虚证（右归丸、附子理中汤、真武汤）。

（4）治寒痹证，走而不守，凡风寒湿痹周身骨节疼痛者均可用之，尤善治寒痹剧痛者。

（5）宜先煎、久煎，口尝至无麻辣感为度，本品辛热燥烈，孕妇慎用，阴虚阳亢者忌用，不宜与半夏、瓜蒌、天花粉、贝母、白蔹、白及同用（此点非常重要，要牢记）。

干　姜 （1995-85、1997-139、2010-35、2016-147、2022-129）
注意：

（1）为温暖中焦之主药，治中焦虚寒腹痛、呕吐、泄泻。

（2）回阳通脉，治亡阳证（四逆汤）。

（3）温肺化饮，治寒饮喘咳（小青龙汤）。

（4）本品辛热燥烈，阴虚内热、血热妄行者忌用。

高良姜 （2010-35）主治：

（1）为治胃寒脘腹冷痛之常用药（良附丸）。

（2）胃寒呕吐。

肉　桂 （2013-148、2014-36、2023-21、2023-131、2024-129、2025-133）注意：

（1）性味归经：辛、甘，大热，归肾、脾、心、肝经。

（2）为治命门火衰要药，治阳痿，宫冷（肾气丸、右归饮）。

（3）善去痼冷沉寒，治腹痛，寒疝。

（4）散寒止痛，温通经脉，治寒痹腰痛（独活寄生汤），胸痹，阴疽（阳和汤），闭经、痛经（少腹逐瘀汤）。

（5）引火归元，治虚阳上浮证。

（6）宜后下或焗服。

（7）阴虚火旺、里有实热、有出血倾向者及孕妇慎用。

（8）不宜与赤石脂同用。

肉桂、附子、干姜鉴别用药：肉桂、附子、干姜性味均辛、热，能温中散寒止痛，用治脾胃虚寒之脘腹冷痛、大便溏泄等。干姜主入脾胃，长于温中散寒、健运脾阳而止呕；肉桂、附子味甘而大热，散寒止痛力强，善治脘腹冷痛甚者及寒湿痹痛证，二者又能补火助阳，用治肾阳虚证及脾肾阳虚证。肉桂还能引火归元、温经通脉，用治虚阳上浮及胸痹、阴疽、闭经、痛经等。附子、干姜能回阳救逆，用治亡阳证。干姜尚能温肺化饮，用治肺寒痰饮咳喘。

肉桂、桂枝鉴别用药：肉桂、桂枝性味均辛、甘、温，能散寒止痛、温经通脉，用治寒凝血滞之胸痹、闭经、痛经及风寒湿痹证。肉桂长于温里寒，用治里寒证；又能补火助阳，引火归元，用治肾阳不足、命门火衰之阳痿宫冷，下元虚衰、虚阳上浮之虚喘、心悸等。桂枝长于散表寒，用治风寒表证；又能助阳化气，用治痰饮、蓄水证。

吴茱萸（1991-136、1994-140、2000-137、2004-32、2008-37、2015-93、2015-94，高频考点，重点掌握）注意：

（1）性味归经：辛、苦，热，有小毒，归肝、肾、脾、胃经。

（2）既散肝经之寒邪，又疏肝气之郁滞，为治肝寒气滞诸痛之主药，治厥阴头痛，干呕吐涎沫（吴茱萸汤）；治寒疝腹痛；治冲任虚寒、瘀血阻滞之痛经（温经汤）；治寒湿脚气肿痛。

（3）能散寒止痛，疏肝解郁，降逆止呕，兼能制酸止痛，配黄连可治肝郁化火、肝胃不和的胁痛口苦、呕吐吞酸（左金丸）。

（4）治脾肾阳虚，五更泄泻（四神丸）。

（5）煎服，2～5 g，辛热燥烈，易耗气动火，故不宜多用、久服，阴虚有热者忌用，孕妇慎用。

小茴香（2000-33、2011-95、2012-95）主治：

（1）寒疝腹痛（天台乌药散），睾丸胀痛，少腹冷痛，痛经。

（2）中焦虚寒气滞证。

丁 香（2006-36、2012-95、2020-127）注意：

（1）善降逆，为治胃寒之呕吐、呃逆要药。

（2）心腹冷痛；阳痿，宫冷。

（3）不宜与郁金同用。

胡　椒　（2012-96）主治：

（1）胃寒腹痛，呕吐，泄泻。

（2）癫痫。

花　椒　（2005-125、2011-96、2012-96）主治：

（1）中寒腹痛，寒湿吐泻。

（2）有驱杀蛔虫之功，治虫积腹痛（乌梅丸）。

（3）外洗治湿疹，阴痒。

荜　茇　（2019-21、2020-127）主治：

（1）胃寒腹痛，呕吐，泄泻。

（2）寒凝气滞，胸痹心痛，头痛，龋齿疼痛。

荜澄茄　（2019-21）主治：

（1）胃寒腹痛，呕吐，呃逆。

（2）寒疝腹痛。

（3）下焦虚寒之小便不利或寒湿郁滞之小便混浊。

第八章　理气药

考点分析

　　凡以疏理气机为主要功效，常用以治疗气机不畅之气滞、气逆证的药物，称为理气药。理气药性味多辛苦温而芳香（2018-128）。辛香行散、味苦能泄、温能通行，故有疏理气机的作用，并可通过调畅气机而达到止痛、散结、降逆之效。多辛温香燥，易耗气伤阴，故气阴不足者慎用。

　　理气药总共有以下 20 味。

> 陈皮、青皮、枳实、枳壳、木香、沉香、檀香、川楝子、乌药、荔枝核、香附、佛手、香橼、玫瑰花、梅花、甘松、薤白、大腹皮、刀豆、柿蒂。

仿真题

1. （单选题）木香与黄连配伍常用来治疗（　　）
   A. 泻痢里急后重　　　　　　B. 腹痛、胁痛
   C. 黄疸　　　　　　　　　　D. 疝气
2. （单选题）香附和郁金均有的功效是（　　）
   A. 疏肝解郁　B. 调经止痛　C. 利胆退黄　D. 行气止痛
3. （单选题）具有理气宽中、行滞消胀功效的中药是（　　）
   A. 荔枝核　　B. 枳壳　　　C. 川楝子　　D. 甘松
4. （单选题）玫瑰花和梅花功效的共同点是（　　）
   A. 疏肝和胃　B. 降逆止呕　C. 活血止痛　D. 化痰散结
5. （多选题）陈皮的应用是（　　）
   A. 脾胃气滞证　　　　　　　B. 呕吐呃逆
   C. 寒痰咳嗽　　　　　　　　D. 胸痹

6. （多选题）可疏肝解郁，理气宽中的是（　　）
A. 梅花　　　B. 香附　　　　C. 佛手　　　　D. 香橼

7. （多选题）理气药的药味是（　　）
A. 辛　　　B. 甘　　　　C. 酸　　　　D. 苦

8. （多选题）下列药物中，孕妇慎用的有（　　）
A. 肉桂　　　B. 瞿麦　　　　C. 槟榔　　　　D. 枳实

参考答案：1~4　AABA　　5~8　ABCD ABCD AD ABCD

知识点总结

第一步　背目录

陈青枳木，沉檀川乌，荔附佛橼，玫梅薤大，甘刀柿。

第二步　对比记忆

药名	功效
陈　皮	理气健脾，燥湿化痰
青　皮	疏肝破气，消积化滞
枳　实	破气消积，化痰散痞
枳　壳	理气宽中，行滞消胀
柿　蒂	降气止呃
刀　豆	降气止呃，温中降逆，温肾助阳
丁　香	散寒止痛，温中降逆，温肾助阳（温里药）
小茴香	散寒止痛，理气和胃（温里药）
木　香	行气止痛，健脾消食
沉　香	行气止痛，温中止呕，纳气平喘
檀　香	行气止痛，温中开胃

药名	功效
藿　香	芳香化湿，和中止呕，发表解暑（化湿药）
降　香	理气止痛，化瘀止血（活血化瘀药）
乳　香	活血止痛，消肿生肌（活血化瘀药）
麝　香	开窍醒神，活血通经，消肿止痛（开窍药）
苏合香	开窍醒神，辟秽，止痛（开窍药）
川楝子	行气止痛，疏肝泻热，杀虫疗癣
苦楝皮	杀虫疗癣（驱虫药）
乌　药	行气，散寒止痛，温肾
荔枝核	行气，散寒止痛，散结
郁　金	活血止痛，行气解郁，清心凉血，利胆退黄（活血化瘀药，活行清利）
玫瑰花	活血止痛，行气解郁
梅　花	化痰散结，疏肝解郁，理气宽中
香　附	调经止痛，疏肝解郁，理气宽中
佛　手	燥湿化痰，疏肝解郁，理气宽中，和胃止痛
香　橼	燥湿化痰，疏肝解郁，理气宽中
大腹皮	行气宽中，利水消肿
槟　榔	行气，利水，杀虫，消积，截疟（驱虫药）
葱　白	发汗解表，散寒通阳，外敷散结通络下乳（解表药）
薤　白	通阳散结，行气导滞
甘　松	理气止痛，开郁醒脾，外用祛湿消肿

第三步　归纳总结

陈　皮（1993-39，重点掌握）注意：

（1）性味归经：辛、苦，温，归脾、肺经。

（2）治脘腹胀满，食少吐泻（平胃散、保和丸、藿香正气散）。

（3）治呕吐，呃逆（橘皮竹茹汤）。

（4）治湿痰寒痰，咳嗽痰多（二陈汤）。

（5）治胸痹（橘皮枳实生姜汤）。

青 皮（1994-136、2024-22）注意：

（1）性味归经：辛、苦，温，归肝、胆、胃经。

（2）善于疏理肝胆之气，尤宜于肝郁气滞之胸胁胀痛、疝气疼痛、乳房肿痛。

（3）治食积气滞，脘腹胀痛。

（4）治癥瘕积聚，久疟痞块。

（5）醋灸增强疏肝止痛之力。

陈皮、青皮鉴别用药： 二者皆理中焦之气而除胀，用于脾胃气滞之脘腹胀痛、食积不化等症。陈皮性缓，偏归脾肺，重在理脾肺之气，尤善理气调中，对湿阻气滞之脘腹胀满、恶心、呕吐、呃逆效佳，长于燥湿化痰，为治湿痰、寒痰之要药；青皮性烈，偏入肝胆，偏行肝胆之气，善于疏肝破气，又能消积化滞，主治肝气郁滞之乳房胀痛或结块、胁肋胀痛、疝气疼痛，以及食积腹痛，癥瘕积聚等。

枳 实（2005-39、2023-131）注意：

（1）性味归经：苦、辛、微寒，酸，归脾、胃经。

（2）治胃肠积滞（大承气汤），治湿热泻痢（枳实导滞丸）。

（3）治痰浊闭阻、胸阳不振之胸痹（枳实薤白桂枝汤）；治痰热结胸，治心下痞满，食欲不振（枳实消痞丸）。

（4）治脏器下垂。

（5）孕妇慎用。

枳 壳（2021-23）注意：

性味归经与枳实相同，但作用较缓和。功能理气宽中，行滞消胀。孕妇慎用。

大腹皮（1996-33、2021-20）注意：

（1）性味归经：辛，微温，归脾、胃、大肠、小肠经。

（2）行气宽中，治湿阻气滞，脘腹胀闷，大便不爽。

（3）利水消肿，治水肿胀满，脚气浮肿，小便不利。

（4）治食积气滞之脘腹痞胀，大便秘结或泻而不爽。

木 香（从未考过，重点掌握）注意：

（1）性味归经：辛、苦，温，归脾、胃、大肠、三焦、胆经。

（2）善行脾胃之气滞，为行气调中止痛之佳品，治脾胃气滞，脘腹胀痛，食积不消，不思饮食（香砂六君子汤、健脾丸）。

（3）善行大肠之滞气，为治湿热泻痢，里急后重之要药（香连丸、木香槟榔丸）。

（4）疏理肝胆和三焦之气，治胸胁胀痛，黄疸，疝气疼痛。

（5）芳香能醒脾开胃，减轻补益药的腻胃和滞气之弊。

（6）生用行气力强，煨用行气力缓而实肠止泻，用于泄泻腹痛。

沉 香（2000-140、2008-36、2013-34、2022-22、2023-92）注意：

（1）性味归经：辛、苦，微温，归脾、胃、肾经。

（2）行气止痛，治寒凝气滞，胸腹胀痛。

（3）温中止呕，治胃寒呕吐呃逆。

（4）纳气平喘，治肾虚气逆喘息（黑锡丹、苏子降气汤）。

（5）煎服，1~5 g，后下。

檀 香 （2010-144、2013-34）注意：

（1）性味归经：辛，温，归脾、胃、心、肺经。

（2）治寒凝气滞，胸膈不舒，胸痹心痛，脘腹疼痛，呕吐食少。

（3）煎服，2~5 g，宜后下。

川楝子 （1996-35、2003-34、2007-167、2012-36、2025-23）注意：

（1）性味归经：苦，寒，有小毒，归肝、小肠、膀胱经。

（2）清肝火，泻郁热，行气止痛，治肝郁化火诸痛证（金铃子散）。

（3）既能杀虫，又能行气止痛，治虫积腹痛，外用杀虫而疗癣，治头癣、秃疮。

（4）本品有毒，不宜过量或持续使用，以免中毒，性寒，脾胃虚寒者慎用。

乌 药 （1992-32、1997-37、2001-36、2023-92）注意：

（1）性味归经：辛，温，归肺、脾、肾、膀胱经。

（2）上入肺，中走脾，下达肾与膀胱。

（3）治寒凝气滞胸腹诸痛证。

（4）温肾散寒，治肾阳不足、膀胱虚冷之小便频数，小儿遗尿（缩泉丸）。

柿 蒂 （2002-35）注意：

专入胃经，善降胃气而为止呃逆之要药。

刀 豆 （2006-36）主治：

治虚寒呃逆，呕吐，肾虚腰痛。

荔枝核（2000-40、2017-23）主治：

（1）寒疝腹痛，睾丸肿痛。

（2）胃脘胀痛，痛经，产后腹痛。

香　附（1994-30，重点掌握）注意：

（1）归肝、脾、三焦经。

（2）"乃气病之总司，女科之主帅也"。

（3）为疏肝解郁要药，治肝气郁结之胁肋胀痛（柴胡疏肝散）；治寒凝气滞、肝气犯胃之胃脘疼痛（良附丸）。

（4）善调经止痛，为妇科调经要药，治月经不调，经闭痛经，乳房胀痛。

（5）常用于治疗脾胃气滞，脘腹痞满，胀满疼痛。

（6）醋制增强疏肝止痛作用。

木香、香附鉴别用药： 二者均有理气止痛之功，并能宽中；均治脾胃气滞、脘腹胀痛诸症。木香主入脾、胃、大肠经，善治脾胃气滞、脘腹胀痛、泄痢后重，为治胃肠气滞之要药，兼有疏理肝胆气滞作用，治胁痛、黄疸、疝气疼痛等；香附主入肝经，以疏肝解郁、调经止痛见长，主治肝气郁结之胁肋胀痛、乳房胀痛、月经不调，为妇科调经之要药。

佛手、香橼（2007-124、2014-144、2015-146、2019-92）注意：

两药功效、主治相似，均能疏肝理气、宽中、燥湿化痰，治肝郁气滞，胸胁胀痛，脾胃气滞，脘腹痞满，呕吐，痰多咳嗽。

薤　白（2001-30、2005-30、2011-36）注意：

（1）性味归经：辛、苦，温，归心、肺、胃、大肠经。

（2）治胸痹心痛要药（瓜蒌薤白白酒汤）。

（3）治脘腹痞满胀痛，泻痢里急后重。

玫瑰花 （2018-23、2019-93、2020-23）主治：

（1）肝胃气痛，食少呕恶。

（2）善疏肝解郁，调经解郁胀，治肝气郁滞之月经不调，经前乳房胀痛。

（3）跌仆伤痛。

梅 花 （2020-23）主治：

（1）肝胃气痛，胸闷心烦。

（2）梅核气。

（3）瘰疬疮毒。

甘 松 （从未考过，重点掌握）主治：

（1）脘腹胀满，食欲不振，呕吐。

（2）脚气肿痛，牙痛。

第九章　消食药

考点分析

　　凡以消化食积为主要功效，常用以治疗饮食积滞的药物，称为消食药。消食药多味甘性平，主归脾、胃二经。具消食化积，以及健胃、和中之功。主治宿食停留，饮食不消所致的脘腹胀满、嗳腐吞酸、恶心呕吐、不思饮食、大便失常等，以及脾胃虚弱，消化不良者。

　　消食药总共有以下6味。

> 山楂、六神曲、麦芽、稻芽、莱菔子、鸡内金。

　　越是药少的章节，复习时越要深度挖掘潜在的考点，不能泛泛地复习，这样的章节会考得很细。

仿真题

1. （单选题）可用于肾虚遗精遗尿的是（　　　）
   A. 山楂　　　B. 麦芽　　　C. 鸡内金　　　D. 莱菔子

2. （单选题）常用之以助金石类药物消化的是（　　　）
   A. 稻芽　　　B. 六神曲　　　C. 鸡内金　　　D. 莱菔子

3. （单选题）属于莱菔子主治病证的是（　　　）
   A. 瘀阻腹痛　B. 痰盛咳喘　　C. 脾虚食少　　D. 肝郁乳胀

4. （单选题）下列选项中，属于莱菔子主治病证的是（　　　）
   A. 小儿疳积，面黄肌瘦　　　B. 肝气不疏，乳房胀痛
   C. 咳喘痰多，胸闷食少　　　D. 气郁痰结，瘰疬瘿瘤

5. （多选题）鸡内金的功效是（　　　）
   A. 行气健脾　B. 消食健胃　　C. 通淋化石　　D. 涩精止遗

6. （多选题）下列药物中，具有化浊降脂功效的是（　　）

　　A. 木瓜　　　　B. 泽泻　　　　　C. 山楂　　　　　D. 制何首乌

7. （多选题）稻芽具有的功效是（　　）

　　A. 消食和中　B. 健脾开胃　　C. 回乳消胀　　D. 降气化痰

8. （多选题）山楂可用治（　　）

　　A. 泻痢腹痛　B. 虫积腹痛　　C. 疝气腹痛　　D. 瘀阻腹痛

参考答案：1~4　CBBC　　　5~8　BCD BCD AB ACD

知识点总结

第一步　背目录

山神麦稻莱鸡。

第二步　对比记忆

药名	功效
鸡内金	消食健胃，涩精止遗，通淋化石
山　楂	消食健胃，行气散瘀，化浊降脂/止泻止痢
六神曲	消食和胃/解表退热
莱菔子	消食除胀，降气化痰
稻　芽	消食和中，健脾开胃
麦　芽	消食行气，健脾开胃，回乳消胀/疏肝解郁

第三步　归纳总结

山　楂

考过的点：

（1）归脾、胃、肝经（2004-33）。

（2）治瘀阻腹痛，恶露不尽（2009-33）。

（3）尤为消化油腻肉食积滞之要药（2013-147）。

（4）可治泻痢腹痛、疝气疼痛、瘀阻腹痛（2014-146、2015-34）。

（5）化浊降脂，治高脂血症（2021-132）。

没考过的点：

（1）酸、甘，微温。

（2）可治胸痹心痛、产后瘀阻、血瘀经闭。

（3）生山楂、炒山楂多用于消食散瘀，焦山楂消食导滞作用强，用于肉食积滞，泻痢不爽，山楂炭多用于止泻痢。

（4）脾胃虚弱而无积滞者或胃酸分泌过多者均慎用。

六神曲

考过的点：

可解表退热，故尤宜于外感表证兼食滞者（2006-37、2013-147）。

没考过的点：

（1）甘、辛，温，归脾、胃经。

（2）丸剂中有金石、贝壳类药物时，用之以助消化。

（3）消食宜炒焦用。

麦芽

考过的点：

（1）甘，平，归脾、胃、肝经（2010-36）。

（2）消食行气，健脾开胃，回乳消胀，疏肝解郁（2023-27、2024-130）。

没考过的点：

（1）善促进淀粉性食物的消化，主治米面薯芋类积滞不化。

（2）回乳消胀，用于妇女断乳或乳汁郁积之乳房胀痛。

（3）疏肝解郁，用治肝气郁滞或肝胃不和之胁痛、胃脘痛。

稻　芽

考过的点：

消食和中，健脾开胃（2017-134）。

没考过的点：

（1）甘，温，归脾、胃经。

（2）主治米面薯芋类食积不化和脾虚食滞证。

莱菔子

考过的点：

（1）归脾、胃、肺经（2008-142）。

（2）不宜与人参同用（2012-40）。

（3）消食化积之中，尤善行气消胀，治食积气滞所致的脘腹胀满或疼痛（2013-147）。

（4）不仅消食，还能降气化痰，尤宜治咳喘痰壅、胸闷兼食积者（三子养亲汤）（2016-34、2019-26）。

没考过的点：

（1）辛、甘、平。

（2）本品辛散耗气，故气虚及无食积、痰滞者慎用。

鸡内金

考过的点：

（1）治食积不消，呕吐泻痢，小儿疳积，遗精，遗尿，石淋涩痛，胆胀胁痛（2012-146、2016-148、2018-134）。

（2）研末服效果比煎剂好（2003-127）。

（3）消食化积作用较强，并可健运脾胃，故广泛用于米面薯芋肉食等各种食积证（2013-147）。

没考过的点：

（1）甘，平，归脾、胃、小肠、膀胱经。

（2）脾虚无积滞者慎用。

第十章　驱虫药

考点分析

凡以驱除人体内寄生虫为主要功效，常用以治疗虫证的药物，称为驱虫药。驱虫药多入脾、胃、大肠经，多与泻下药同用，以利虫体排出。驱虫药对人体正气多有损伤，故要控制剂量，防止用量过大中毒或损伤正气；对素体虚弱、年老体衰者及孕妇，更当慎用。驱虫药一般应在空腹时服用，使药物充分作用于虫体而保证疗效。对发热或腹痛剧烈者，不宜急于驱虫，待症状缓解后，再行施用驱虫药。

驱虫药总共有以下 7 味。

使君子、苦楝皮、槟榔、南瓜子、鹤草芽、雷丸、榧子。

仿真题

1. （单选题）可润肺止咳的是（　　　）
   A. 南瓜子　　　B. 苦楝皮　　　C. 榧子　　　　D. 雷丸
2. （单选题）宜入丸散，不入煎剂的药物是（　　　）
   A. 雷丸　　　B. 苦楝皮　　　C. 使君子　　　D. 榧子
3. （单选题）下列驱虫药中，性味苦辛温，归胃、大肠经的是（　　　）
   A. 南瓜子　　　B. 鹤草芽　　　C. 槟榔　　　　D. 榧子
4. （单选题）鹤草芽研末吞服，成年人的用量是（　　　）
   A. 1～3 g　　　B. 5～10 g　　　C. 15～30 g　　D. 30～45 g
5. （多选题）善驱蛔虫的药物是（　　　）
   A. 使君子　　　B. 苦楝皮　　　C. 南瓜子　　　D. 鹤草芽

6. （多选题）不具有杀虫消积功效的药物是（   ）

    A. 鹤草芽   B. 南瓜子   C. 苦楝皮   D. 雷丸

7. （多选题）具有通便作用的驱虫药有（   ）

    A. 槟榔   B. 鹤草芽   C. 使君子   D. 榧子

8. （多选题）下列药物中，孕妇慎用的有（   ）

    A. 肉桂   B. 瞿麦   C. 槟榔   D. 枳实

参考答案：1~4　CACD　　5~8　AB ABC ABD ABCD

知识点总结

第一步　背目录

    使苦槟，南鹤雷榧。

第二步　对比记忆

药名	功效
大腹皮	行气宽中，利水消肿（理气药）
槟　榔	杀虫消积，行气，利水，截疟/泻下通便
榧　子	杀虫消积，润燥通便，润肺止咳
使君子	杀虫消积/健脾消疳
雷　丸	杀虫消积
苦楝皮	杀虫疗癣
川楝子	行气止痛，疏肝泻热，杀虫疗癣（理气药）
南瓜子	杀虫
鹤草芽	杀虫/泻下通便

第三步　归纳总结

使君子　（2014-145、2015-35、2020-129、2022-126）注意：

（1）性味归经：甘、温，归脾、胃经。

（2）为驱蛔要药，尤宜于小儿。

（3）既能驱虫，又能健脾消疳，治小儿疳积。

（4）大量服用可致呃逆、眩晕、呕吐、腹泻等反应。

（5）小儿每岁 1~1.5 粒，1 日总量不超过 20 粒，空腹服用，每日 1 次，连用 3 日；若与热茶同服，能引起呃逆、腹泻，故服用时当忌饮茶，土茯苓服用时亦忌茶。

苦楝皮　（2015-35、2019-22）注意：

（1）性味归经：苦、寒，有毒，归肝、脾、胃经。

（2）可治多种肠道寄生虫病，广谱杀虫，善杀蛔虫。

（3）能清热燥湿，杀虫止痒，治疥癣，湿疮。

（4）有毒，不宜过量或持续服用，文火久煎。

（5）煎服，3~6 g。孕妇及肝肾功能不正常者慎用。

槟榔　（2014-145、2021-130、2022-126、2023-22、2023-131、2024-126）注意：

（1）性味归经：苦、辛、温，归胃、大肠经。

（2）广谱杀虫，有泻下作用，善杀绦虫。

（3）治食积气滞（木香槟榔丸），泻痢后重（芍药汤）。

（4）治水肿、脚气肿痛。

（5）治疟疾。

（6）煎服，3~10 g。

（7）焦槟榔功能消食导滞，用于食积不消，泻痢后重。脾虚便溏或气虚下陷者忌用，孕妇慎用。

南瓜子　（从未考过，重点掌握）注意：

（1）性味归经：甘、平，归胃、大肠经。

（2）杀绦虫和血吸虫。

（3）研粉，60～120 g，冷开水调服。

鹤草芽（2014-145、2024-126、2025-26）注意：

（1）性味归经：苦、涩，凉，归肝、小肠、大肠经。

（2）善杀绦虫，并有泻下作用。

（3）不宜入煎剂，研粉吞服，每次 30～45 g，早起空腹服。

雷　丸（2015-35、2016-35、2020-129）注意：

（1）性味归经：微苦，寒，归胃、大肠经。

（2）广谱杀虫，善杀绦虫，治小儿疳积。

（3）不宜入煎剂，研粉，饭后用温开水调服。

榧　子（2014-145、2015-35、2021-130、2024-126）注意：

（1）性味归经：甘，平，归肺、胃、大肠经。

（2）广谱杀虫。

（3）治肠燥便秘，肺燥咳嗽。

（4）煎服，9～15 g，大便溏薄、肺热咳嗽者不宜用。

杀虫药杀虫特点总结（非常重要）

药名	杀虫范围	善杀虫类	杀虫特征
使君子	—	善杀蛔虫	杀虫消积
苦楝皮	广谱杀虫	善杀蛔虫	—
槟榔	广谱杀虫	善杀绦虫	杀虫消积，泻下作用
鹤草芽	—	善杀绦虫	泻下作用
雷丸	广谱杀虫	善杀绦虫	杀虫消积
榧子	广谱杀虫	—	杀虫消积，润肠通便
南瓜子	—	—	—
牵牛子	—	—	泻下作用
花椒	—	—	温中止痛

总 结

广谱杀虫：苦楝皮、槟榔、雷丸、榧子。

杀虫消积（治小儿疳积）：使君子、雷丸、槟榔、榧子。

通便作用：槟榔、鹤草芽、榧子、牵牛子。

10

驱
虫
药

第十一章　止血药

考点分析

　　凡以制止体内外出血为主要功效，常用以治疗各种出血病证的药物，称止血药。止血药均入血分，因心主血、肝藏血、脾统血，故本类药物以归心、肝、脾经为主，尤以归心、肝二经者为多。因其药性有寒、温、散、敛之异，故本章药物的功效分别有凉血止血、温经止血、化瘀止血、收敛止血之别。"止血不留瘀"，这是运用止血药必须始终注意的问题。而凉血止血药和收敛止血药，易凉遏恋邪，有止血留瘀之弊，故出血兼有瘀滞者不宜单独使用。根据前人的用药经验，止血药多炒炭用。

　　根据药性和功效的不同，止血药分为凉血止血药、化瘀止血药、收敛止血药和温经止血药四类。

> **凉血止血药：** 大蓟、小蓟、地榆、槐花、白茅根、苎麻根、侧柏叶。
>
> **化瘀止血药：** 三七、茜草、蒲黄、花蕊石。
>
> **收敛止血药：** 白及、仙鹤草、紫珠叶、棕榈炭、血余炭。
>
> **温经止血药：** 艾叶、炮姜、灶心土。

仿真题

1. （单选题）善治上部火热之衄血、咯血、吐血的是（　　）

　　A. 苎麻根　　B. 槐花　　　C. 地榆　　　D. 白茅根

2. （单选题）可治胃寒呕吐、脾虚久泻的是（　　）

　　A. 艾叶　　B. 三七　　C. 紫竹　　　D. 灶心土

3. （单选题）性味苦、酸、涩、微寒，归肝、大肠经的药物

是（　　）

　　A. 地榆　　　B. 白茅根　　　C. 大蓟　　　D. 苎麻根

4.（单选题）下列药物中，性味苦、涩、寒，归肝、脾、肺经的是（　　）

　　A. 槐花　　　B. 白茅根　　　C. 侧柏叶　　　D. 小蓟

5.（多选题）可安胎又可凉血解毒的中药有（　　）

　　A. 黄芩　　　B. 艾叶　　　C. 苎麻根　　　D. 菟丝子

6.（多选题）石韦和白茅根均具有的功效是（　　）

　　A. 凉血止血　B. 清热利尿　　C. 活血化瘀　　D. 清肺热

7.（多选题）既能凉血止血，又能收敛止血的药物是（　　）

　　A. 地榆　　　B. 苎麻根　　　C. 侧柏叶　　　D. 紫珠叶

8.（多选题）大蓟和苎麻根皆可用于治疗的病证是（　　）

　　A. 血热出血　B. 水火烫伤　　C. 胎动不安　　D. 热毒痈肿

参考答案： 1~4　DDAC　　5~8　AC ABD ACD AD

知识点总结

第一步　背目录

大小地槐侧白苎；三茜蒲花；白仙紫棕血；艾炮灶。

第二步　对比记忆

凉血止血药

药名	功效
大　蓟	凉血止血，散瘀解毒消痈
小　蓟	凉血止血，散瘀解毒消痈/利尿通淋
地　榆	凉血止血，收敛止血，解毒敛疮/涩肠止痢

药名	功效
侧柏叶	凉血止血，收敛止血，化痰止咳，生发乌发
石　韦	凉血止血，利尿通淋，清肺止咳（利水渗湿药）
白茅根	凉血止血，清热利尿，清肺胃热
芦　根	清热利尿，清热泻火，生津止渴，除烦，止呕（清热药）
槐　花	凉血止血，清肝泻火
苎麻根	凉血止血，安胎，清热解毒/利尿
栀　子	凉血解毒，清热利湿，泻火除烦/外用消肿止痛（清热药）

化瘀止血药

药名	功效
五灵脂	化瘀止血，活血止痛（活血化瘀药）
血　竭	化瘀止血，活血止痛，敛疮生肌（活血化瘀药）
三　七	化瘀止血，消肿定痛
降　香	化瘀止血，理气止痛/和中止呕（活血化瘀药）
茜　草	化瘀止血，凉血止血，活血通经
花蕊石	化瘀止血，收敛止血
蒲　黄	化瘀止痛，收敛止血，利尿通淋

收敛止血药

药名	功效
白　及	收敛止血，消肿生肌
仙鹤草	收敛止血，止痢，截疟，补虚，解毒
紫珠叶	收敛止血，凉血止血，清热解毒
棕榈炭	收敛止血，止泻止带
血余炭	收敛止血，化瘀利尿

温经止血药

药名	功效
艾 叶	温经止血，散寒止痛，调经，安胎，外用祛湿止痒
炮 姜	温经止血，温中止痛
灶心土	温经止血，止呕，止泻

第三步 归纳总结

凉血止血药

小 蓟 （2003-102、2005-40、2025-135）注意：

（1）凉血止血，治衄血、吐血、便血、崩漏、外伤出血，兼利尿通淋，善治尿血、血淋。

（2）散瘀解毒消痈，治痈肿疮毒。

大 蓟 （2000-37、2005-40、2019-133）注意：

（1）凉血止血，治衄血、吐血、尿血、便血、崩漏、外伤出血。

（2）散瘀解毒消痈，治痈肿疮毒。

地 榆 （1992-87、1997-83、2020-130、2024-23、2025-135）注意：

（1）其性下降，宜于下焦血热之便血、痔血、血痢、崩漏。

（2）涩肠止痢，对于血痢不止者有良效。

（3）解毒敛疮，治水火烫伤、痈肿疮毒、湿疹，尤为治水火烫伤要药。

（4）凉血止血，收敛止血。

（5）性味归经：苦、酸、涩，微寒，归肝、大肠经。

槐 花 （2010-37、2015-147、2018-92）注意：

（1）苦降下行，善清泻大肠火热，对大肠火盛之便血、痔血、血痢最为适宜。

（2）清泻肝火，治肝火上炎之目赤头痛。

侧柏叶 （2006-39、2015-147、2017-93、2020-130、2022-23）注意：

（1）凉血止血，收敛止血，治吐血、衄血、咯血、便血、崩漏下血。

（2）清肺热，化痰止咳，治肺热咳嗽。

（3）生发乌发，治血热脱发、须发早白。

（4）止血多炒炭用，化痰止咳宜生用。

白茅根 （2002-85、2002-86、2008-146、2017-92、2018-92，高频考点，重点掌握）注意：

（1）清热利尿，可治水肿、热淋、黄疸，尤宜于膀胱湿热蕴结之尿血、血淋。

（2）清肺胃热，可治肺热咳嗽、胃热呕吐。

芦根、白茅根鉴别用药：二者均能清肺胃热而利尿，治疗肺热咳嗽，胃热呕吐，热淋涩痛，且常相须为用。白茅根偏入血分，以凉血止血见长；芦根偏入气分，以清热生津为优。

总 结

可治胃热呕吐的药物：芦根、白茅根、枇杷叶、竹茹。

苎麻根 （2019-133、2021-135）注意：

（1）既能止血，又能清热安胎，为安胎要药，治胎热不安、胎漏下血之证。

（2）凉血止血，兼能利尿，善治下焦热盛之尿血、血淋。

（3）清热解毒，可治热毒痈肿。

化瘀止血药

三 七 （2015-95、2023-133）注意：

（1）善止血，能化瘀生新，止血不留瘀，化瘀不伤正。

（2）活血消肿，止痛力强，为伤科要药，凡跌打损伤，或筋骨折伤，瘀血肿痛等，本品皆为首选药。

（3）治血滞胸腹刺痛，对痈疽肿痛有良效。

茜 草 （2001-34、2009-150、2013-36）注意：

（1）化瘀止血，凉血止血。

（2）对血热夹瘀的各种出血证尤为适宜。

（3）可治血瘀经闭，跌打损伤，风湿痹痛。

（4）为妇科调经要药。

蒲 黄 （2003-101、2007-36、2014-37、2015-147、2019-91、2023-133）注意：

（1）化瘀止血，收敛止血。

（2）长于收敛止血，兼有活血行瘀之功，为止血行瘀之良药，对出血证无论属寒属热，有无瘀滞，均可主治。

（3）能活血通经，祛瘀止痛，可治跌打损伤、经闭痛经、产后疼痛、心腹疼痛等瘀血作痛，尤为妇科常用。

（4）止血，又能利尿通淋，可治血淋涩痛。

（5）包煎，止血多炒炭用，化瘀、利尿多生用。

花蕊石 （从未考过，重点掌握）注意：

（1）化瘀止血，收敛止血。

（2）治咯血，吐血，外伤出血。

（3）治跌仆伤痛。

收敛止血药

白 及 （1996-139）注意：

（1）为收敛止血要药，主入肺、胃经，多用于肺胃出血之证。

（2）味涩质黏，能敛疮生肌，为外疡消肿生肌的常用药，治痈肿疮疡，手足皲裂，水火烫伤。

（3）不宜与川乌、草乌、附子同用。

仙鹤草 （2008-150）主治：

（1）广泛用于全身各部位的出血证。

（2）止痢，止血，兼能补虚，尤宜于血痢、久泻久痢。

（3）疟疾。

（4）补虚强壮，治脱力劳伤。

（5）痈肿疮毒。

（6）阴痒带下。

紫珠叶 （2004-35、2012-97、2015-147、2020-130、2025-135）注意：

（1）苦、涩，凉，归肝、肺、胃经，多用于肺胃出血之证。

（2）收敛止血，凉血止血，散瘀解毒消痈。

棕榈炭 （从未考过，重点掌握）注意：

（1）尤多用于崩漏。

（2）收敛性强，以治出血而无瘀滞者为宜，有瘀滞者不宜使用。

（3）能止泻止带，治久泻久痢，妇人带下。

血余炭 （2012-98）注意：

（1）收敛止血，化瘀利尿。

（2）止血不留瘀，可用于各种出血证。

（3）化瘀通窍，通利水道，可用治小便不利。

温经止血药

艾 叶 （2005-29）注意：

（1）性味归经：辛、苦，温，有小毒，归肝、脾、肾经。

（2）为温经止血要药，适用于<u>虚寒性</u>出血病证，主治<u>下元虚冷</u>，冲任不固所致的<u>崩漏下血</u>。

（3）温经脉，暖宫散寒止痛，尤善调经，为治妇科下焦虚寒或寒客胞宫之要药、安胎之要药。

（4）外洗治皮肤瘙痒。

炮 姜 （从未考过，重点掌握）注意：

（1）主入脾经，温经止血，主治脾不统血之出血。

（2）善暖脾胃，为治虚寒性腹痛、腹泻之佳品。

灶心土 （2007-31）注意：

（1）为温经止血要药，脾不统血之出血病证皆可主治。

（2）可治胃寒呕吐，脾虚久泻。

（3）布包先煎或煎汤代水。

止血药总结

能化瘀止血、收敛止血的药物：花蕊石、血余炭、蒲黄。

能凉血止血、收敛止血的药物：地榆、侧柏叶、紫珠叶、马齿苋。

能凉血止血、化瘀止血的药物：茜草。

既能安胎又能温经止血的药物：艾叶。

既能安胎又能行气的药物（气滞胎动）：紫苏、砂仁。

既能安胎又能凉血止血的药物（胎热胎动）：黄芩、苎麻根。

既能安胎又能补气健脾的药物（脾虚胎动）：白术。

既能安胎又能补肝肾的药物（肾虚胎动）：桑寄生、杜仲、续断、菟丝子。

第十二章　活血化瘀药

考点分析

　　凡以通利血脉、促进血行、消散瘀血为主要功效，常用以治疗瘀血证的药物，称活血化瘀药。其中活血作用较强者，又称破血药或逐瘀药。本类药物多具辛味，以归心、肝二经为主。由于气血之间的密切关系，在使用活血化瘀药时，常配伍行气药，以增强活血散瘀的功效。本类药物行散力强，易耗血动血，不宜用于妇女月经过多以及其他出血证无瘀血现象者；对于孕妇当慎用或忌用。

　　按作用特点和临床主治的不同，活血化瘀药分为活血止痛药、活血调经药、活血疗伤药和破血消癥药四类。

活血止痛药：川芎、延胡索、郁金、姜黄、乳香、没药、五灵脂、降香、银杏叶。

活血调经药：丹参、红花、桃仁、益母草、泽兰、牛膝、川牛膝、鸡血藤、王不留行、月季花。

活血疗伤药：土鳖虫、马钱子、自然铜、苏木、刘寄奴、血竭、儿茶、骨碎补。

破血消癥药：莪术、三棱、水蛭、虻虫、斑蝥。

仿真题

1.（单选题）能破宿血、补新血的是（　　　）

　　A. 丹参　　　B. 红花　　　　C. 桃仁　　　　　D. 益母草

2.（单选题）可治咳嗽气喘的是（　　　）

　　A. 益母草　　B. 桃仁　　　　C. 鸡血藤　　　　D. 王不留行

3.（单选题）血竭入丸散的用量是（　　　）

A. 0. 1~0. 2 g   B. 0. 3~0. 6 g

C. 1~2 g   D. 3~6 g

4.（单选题）内服宜炒去油，胃弱者应慎用的药物是（   ）

A. 山楂   B. 自然铜   C. 土鳖虫   D. 没药

5.（多选题）桃仁的主治病证有（   ）

A. 血滞痛经 B. 肺痈   C. 胸痹心痛   D. 肠痈

6.（多选题）可化浊降脂而治高脂血症的药物是（   ）

A. 山楂   B. 泽泻   C. 制何首乌   D. 银杏叶

7.（多选题）属于红花主治病证的是（   ）

A. 跌仆损伤 B. 胸痹心痛   C. 疮疡肿痛   D. 湿疹瘙痒

8.（多选题）下列药物中，孕妇禁用的是（   ）

A. 麝香   B. 三棱   C. 马钱子   D. 红花

参考答案：1~4 ABCD   5~8 ABCD ABCD ABC ABC

知识点总结

第一步 背目录

川延郁姜，乳没五银降；丹红桃，益泽牛川，鸡王月；土马自苏，刘血儿骨；莪三水虻斑。

第二步 对比记忆

活血止痛药

药名	功效
延胡索	活血行气，　　止痛
川 芎	活血行气，祛风止痛
姜 黄	活血行气，通络止痛

药名	功效
玫瑰花	活血止痛，行气解郁（理气药）
郁　金	活血止痛，行气解郁，清心凉血，利胆退黄（活行清利）
月季花	活血调经，疏肝解郁／消肿止痛（活血调经药）
香　附	调经止痛，疏肝解郁，理气宽中（理气药）
梅　花	化痰散结，疏肝解郁，理气宽中（理气药）
佛　手	燥湿化痰，疏肝解郁，理气宽中，和胃止痛（理气药）
香　橼	燥湿化痰，疏肝解郁，理气宽中（理气药）
乳　香	活血止痛，消肿生肌
没　药	活血止痛，消肿生肌
银杏叶	活血化瘀，通络止痛，敛肺平喘，化浊降脂
蒲　黄	收敛止血，化瘀止痛，利尿通淋（止血药）
降　香	化瘀止血，理气止痛
五灵脂	化瘀止血，活血止痛
血　竭	化瘀止血，活血止痛，生肌敛疮（活血疗伤药）
三　七	化瘀止血，消肿止痛（止血药）

活血调经药

药名	功效
丹　参	活血通经，祛瘀止痛，凉血消痈，清心除烦（活祛凉清）
瞿　麦	活血通经，利尿通淋（利水渗湿药）
牛　膝	活血通经，利尿通淋，补肝肾，强筋骨，引血下行（活利补强引）
川牛膝	逐瘀通经，利尿通淋，通利关节
琥　珀	活血通经，利尿通淋，镇惊安神（安神药）
王不留行	活血通经，利尿通淋，下乳消痈

药名	功效
益母草	活血调经，利水消肿，祛瘀消痈，清热解毒
泽兰	活血调经，利水消肿，祛瘀消痈
红花	活血通经，祛瘀止痛
桃仁	活血祛瘀，润肠通便，止咳平喘
当归	活血补血，调经止痛，润肠通便（补虚药）
鸡血藤	活血补血，调经止痛，舒筋活络
月季花	活血调经，疏肝解郁/消肿止痛

活血疗伤药

药名	功效
土鳖虫	破血逐瘀，续筋接骨
自然铜	散瘀止痛，续筋接骨
苏木	消肿止痛，活血祛瘀
马钱子	通络止痛，散结消肿
刘寄奴	散瘀止痛，疗伤止血，破血通经，消食化积（散疗破消）
儿茶	活血止痛，止血生肌，收湿敛疮，清肺化痰（活止收清）
血竭	活血止痛，化瘀止血，生肌敛疮
骨碎补	活血止痛，补肾强骨，外用消风祛斑/续筋接骨

破血消癥药

药名	功效
莪术	破血行气，消积止痛
三棱	破血行气，消积止痛
水蛭	破血逐瘀消癥，通经

药名	功效
虻 虫	破血逐瘀消癥，散积
斑 蝥	破血逐瘀消癥，散结，攻毒蚀疮

第三步　归纳总结

活血止痛药

川 芎（2005-41、2015-96、2024-93、2025-24）主治：

（1）治气滞血瘀诸痛证之要药。

（2）为妇科活血调经要药，可治多种妇产科疾病。

（3）治头痛之要药。

（4）具有祛风通络止痛之功，治风湿痹痛。

延胡索（2008-39、2009-35、2015-96）注意：

"能行血中气滞，气中血滞，故专治一身上下诸痛。"

郁 金（1992-83、1994-83、2006-40、2010-98、2012-148、2013-98、2014-147、2024-93，高频考点，重点掌握）注意：

（1）活血止痛，行气解郁，善治气滞血瘀之证，如胸胁刺痛，胸痹心痛，乳房胀痛，月经不调，经闭痛经等。

（2）清心，治热病神昏，癫痫发狂。

（3）凉血，善治气火上逆之吐血、衄血、倒经，可治尿血、血淋。

（4）利胆退黄，治湿热黄疸，胆石症。

（5）不宜与丁香同用。

（6）郁金和香附均能疏肝解郁。

姜 黄（2010-98、2012-148、2013-97、2025-24）注意：

（1）善治气滞血瘀诸痛证。

（2）通络止痛，尤长于行肢臂而除痹痛，治风湿肩痹疼痛。

（3）孕妇慎用。

乳　香（2010-97、2017-24）注意：

（1）为外伤科要药，治跌打损伤（七厘散），疮疡痈肿（仙方活命饮）。

（2）可用于气滞血瘀诸痛证。

（3）煎汤或入丸、散剂，3～5 g，孕妇及胃弱者慎用。

没　药（2010-97、2018-24）主治：

没药功效与乳香相似，常相须为用，乳香偏于行气，没药偏于散瘀。多入丸散用，3～5 g，孕妇及胃弱者慎用。

五灵脂（2001-120、2002-36、2015-95、2019-91）注意：

（1）专入肝经血分，善于活血化瘀止痛，为治疗瘀滞疼痛之要药，常与蒲黄相须为用（失笑散）。

（2）治瘀滞出血证。

（3）包煎，孕妇慎用，不宜与人参同用。

降　香（从未考过，重点掌握）注意：

（1）辛，温，归肝、脾经，辛能散能行，温能通，入肝经以化瘀止血，理气止痛，入脾经以和中止呕。

（2）尤适用于跌打损伤所致的内外出血之证，为外科常用之品。

银杏叶（从未考过，重点掌握）主治：

瘀血阻络，胸痹心痛，中风偏瘫，肺虚咳喘，高脂血症。

活血调经药

丹　参（2011-147）注意：

（1）清心凉血，治热入营血（清营汤），除烦安神，心烦不眠（天王补心丹）。

（2）为治血行不畅、瘀血阻滞之经产病的要药，治月经不调，闭经，痛经，产后瘀滞腹痛，为妇科调经常用药，"能破宿血，补新血"。

（3）为治疗血瘀证之要药，治血瘀胸痹心痛，脘腹胁痛，癥瘕积聚，跌打损伤等。

（4）凉血消痈，治疮疡肿痛。

（5）反藜芦，不宜与藜芦同用。

红 花（1996-37、2020-131、2024-92）注意：

（1）是妇产科血瘀病证的常用药。

（2）为治跌打损伤、瘀滞肿痛之要药。

（3）治癥瘕积聚，胸痹心痛，血瘀腹痛（血府逐瘀汤）；治胁痛（复元活血汤）。

（4）可治疮疡肿痛，斑疹色暗。

（5）孕妇慎用。

桃 仁（2012-37、2024-92）注意：

（1）祛瘀力强，为治疗多种瘀血阻滞病证的要药。

（2）治肺痈（苇茎汤），肠痈（大黄牡丹皮汤）。

（3）可润肠通便，止咳平喘。

（4）孕妇慎用，便溏者慎用。

桃仁、红花鉴别用药：两者均能活血化瘀，广泛用于各种瘀血病证。尤善治妇科经产诸疾及伤科跌打伤痛，常相须为用。桃仁活血力强，兼能润肠通便、止咳平喘，用于肠燥便秘、咳嗽气喘。红花功专行血，小量则活血，大量则破血。

益母草（1994-33、1996-38、2002-138、2007-86、2016-96、2023-90，高频考点，重点掌握）注意：

（1）为妇科经产病的要药，治瘀滞月经不调，痛经经闭，恶露不尽。

（2）既利水消肿，又活血化瘀，尤宜于水瘀互结的水肿。

（3）活血散瘀以止痛，治跌打损伤，清热解毒以消肿，治疮痈肿毒。

（4）孕妇慎用。

泽 兰（2007-86、2016-96、2022-93）注意：

为妇科经产瘀血病证的常用药。益母草与泽兰均能活血调经、利水消肿、祛瘀消痈。

牛 膝（2004-81、2004-82、2013-145、2016-95、2023-90）主治：

（1）长于活血通经，多用于妇科瘀滞经产诸疾。

（2）治跌仆伤痛。

（3）补肝肾，善治肝肾不足证，强筋骨，治腰膝酸痛，筋骨无力（独活寄生汤），湿热痿证（三妙丸）。

（4）利尿通淋，为治下焦水湿潴留常用药（济生肾气丸）。

（5）善引火下行，引血下行，常用于气火上逆、火热上攻之证，治胃火牙痛（玉女煎），阴虚阳亢之头痛（镇肝熄风汤）。

（6）孕妇慎用。

川牛膝（新增考点，从未考过）注意：

（1）功效：逐瘀通经，利尿通淋，通利关节。

（2）孕妇慎用。

鸡血藤（2003-130、2007-168、2010-147、2022-92）注意：

（1）既可活血又可补血的只有鸡血藤和当归。

（2）能补血荣经，舒筋活络，为治疗经脉不畅、络脉不和病证的常用药。

（3）为妇科调经要药。

王不留行（2009-145、2013-145、2023-91）注意：

（1）功善利尿通淋，治多种淋证。

（2）为治产后乳汁不下常用药，可治乳痈肿痛。

（3）孕妇慎用。

月季花（从未考过，重点掌握）注意：

（1）活血调经，疏肝解郁，治气滞血瘀，月经不调，痛经，闭经，胸胁胀痛。

（2）活血通经，消肿止痛，治跌打伤痛，痈疽肿毒，瘰疬。

（3）孕妇慎用。

活血疗伤药

土鳖虫（2005-128）注意：

（1）为伤科常用药，尤多用于骨折筋伤，瘀血肿痛。

（2）常治经产瘀滞之证及积聚痞块（大黄䗪虫丸、鳖甲煎丸）。

（3）孕妇禁用。

马钱子（1992-36、2011-38、2025-127）注意：

（1）善散结消肿止痛，为伤科疗伤止痛之佳品。

（2）善搜筋骨间风湿，开通经络，透达关节，为治风湿顽痹、拘挛疼痛、麻木瘫痪之常用药。

（3）有大毒，炮制后入丸散用，0.3～0.6 g，孕妇禁用。

自然铜（2005-128、2021-24）注意：

（1）散瘀止痛，续筋接骨，尤长于促进骨折的愈合，为伤科要药。

（2）孕妇慎用。

苏 木（2021-24）注意：

（1）为妇科瘀滞经产诸证及其他瘀滞病证的常用药。

（2）活血祛瘀，消肿止痛，为伤科常用药。

（3）孕妇慎用。

骨碎补（从未考过，重点掌握）注意：

（1）活血疗伤，续筋接骨，为伤科要药。

（2）温补肾阳，强筋健骨，可治肾虚之证。

总 结

    可续筋接骨的药物：土鳖虫、自然铜、骨碎补、续断、昆明山海棠。

血 竭 （2003-131、2015-37）注意：

（1）为伤科及其他瘀滞痛证要药。

（2）研末服，1~2 g。

（3）孕妇慎用。

儿 茶 （2003-131）功效：

活血疗伤，止血生肌，收湿敛疮，清肺化痰。

刘寄奴 （从未考过，重点掌握）注意：

（1）功效：散瘀止痛，疗伤止血，破血通经，消食化积。

（2）孕妇慎用。

破血消癥药

莪术、三棱 （2019-90、2025-127）注意：

（1）功效相同，均破血行气，消积止痛。

（2）均可治癥瘕积聚，经闭，心腹瘀痛，食积脘腹胀痛，跌打损伤，瘀肿疼痛。

（3）醋制均可加强祛瘀止痛作用。

（4）均孕妇及月经过多者禁用。此外，三棱不宜与芒硝、玄明粉同用。

水 蛭 （从未考过，重点掌握）注意：

（1）破血逐瘀力强，常用于治疗瘀滞重症。

（2）常用于治疗中风偏瘫，跌打损伤，瘀滞心腹疼痛。

（3）煎服，1~3 g。

（4）孕妇及月经过多者禁用。

虻 虫（从未考过，重点掌握）注意：

（1）可用于治疗瘀滞重症。

（2）治跌打损伤，瘀滞肿痛。

（3）研末服，0.3 g，煎服，1～1.5 g。

（4）孕妇禁用，体虚无瘀、腹泻者不宜使用。

斑 蝥（1994-35，重点掌握）注意：

（1）常用于瘀血重症。

（2）外用治痈疽肿硬不破、顽癣、瘰疬。

（3）作发疱疗法以治多种疾病，如面瘫、风湿痹痛。

（4）有大毒，内服入丸散，0.03～0.06 g，孕妇禁用。

> **总 结**
>
> 能下乳的药物：王不留行、冬葵子、漏芦、木通、通草等。

第十三章　化痰止咳平喘药

考点分析

凡以祛痰或消痰为主要功效，常用以治疗痰证的药物称为化痰药；以制止或减轻咳嗽喘息为主要功效，常用以治疗咳嗽气喘的药物，称为止咳平喘药。化痰药大多味苦、辛，苦可泄、燥，辛能行、散，其中性温而燥者，可温化寒痰，燥化湿痰；性寒凉者，能清化热痰；兼味甘质润者，能润肺燥，化痰燥；兼味咸者，可化痰软坚散结。止咳平喘药苦味居多，具有降气、宣肺、润肺、泻肺、化痰、敛肺等作用。"脾为生痰之源"，脾虚则津液不归正化而聚湿生痰，故常配健脾燥湿药同用，以标本兼顾。又因痰易阻滞气机，"气滞则痰凝，气行则痰消"，故常配理气药同用，以加强化痰之功。

根据药性、功能及临床主治的不同，化痰止咳平喘药可分为温化寒痰药、清化热痰药和止咳平喘药三类。

> **温化寒痰药**：半夏、天南星、白附子、芥子、旋覆花、白前、皂荚。
>
> **清化热痰药**：川贝母、浙贝母、瓜蒌、竹茹、桔梗、胖大海、昆布、黄药子、海藻、海蛤壳、海浮石、礞石、竹沥、天竺黄、前胡。
>
> **止咳平喘药**：苦杏仁、紫苏子、百部、紫菀、款冬花、桑白皮、葶苈子、白果、洋金花、马兜铃、枇杷叶。

仿真题

1.（单选题）可治肺痈、肠痈、乳痈的是（　　　）
　　A. 鱼腥草　　B. 天花粉　　　C. 瓜蒌　　　　D. 大血藤

2.（单选题）功专坠降以治顽痰、老痰胶结的是（　　）
A. 海藻　　　　　　　　B. 礞石
C. 海蛤壳　　　　　　　D. 海浮石

3.（单选题）天南星、白附子功效的共同点是（　　）
A. 燥湿化痰，祛风止痉　　　B. 燥湿化痰，散结消肿止痛
C. 燥湿化痰，消痞散结　　　D. 燥湿化痰，利气散结止痛

4.（单选题）具有温肺豁痰利气、散结通络止痛功效的药物是（　　）
A. 白前　　　　　　　　B. 细辛
C. 芥子　　　　　　　　D. 干姜

5.（多选题）竹沥和天竺黄均有的功效是（　　）
A. 清热化痰　　　　　　B. 止呕
C. 定惊　　　　　　　　D. 除烦

6.（多选题）可化浊降脂而治高脂血症的药物是（　　）
A. 山楂　　　　　　　　B. 泽泻
C. 制何首乌　　　　　　D. 银杏叶

7.（多选题）治久病咳嗽宜蜜炙用的是（　　）
A. 百部　　　　　　　　B. 紫菀
C. 款冬花　　　　　　　D. 葶苈子

8.（多选题）川贝母可用于（　　）
A. 虚劳咳嗽　　　　　　B. 肺燥咳嗽
C. 痰热咳嗽　　　　　　D. 痰湿咳嗽

参考答案：1~4　CBAC　　5~8　AC ABCD ABC ABC

知识点总结

第一步　背目录

半天白芥，皂旋白；二贝瓜二竹，天前桔胖，昆黄三海礞；杏紫百紫，款马枇桑，葶白洋。

第二步 对比记忆

温化寒痰药

药名	功效
半 夏	燥湿化痰，降逆止呕，消痞散结，外用消肿止痛
天南星	燥湿化痰，祛风止痉，　　　　外用消肿散结
胆南星	清热化痰，息风定惊（清化热痰药）
白附子	祛风痰，　定痉搐，　　　止痛，外用解毒散结
芥 子	温肺化痰，利气散结，通络止痛
皂 荚	祛痰开窍，　　　　　　外用消肿散结
旋覆花	降气化痰，降逆止呕
白 前	降气化痰
前 胡	降气化痰，疏散风热（清化热痰药）

清化热痰药

药名	功效
川贝母	清热化痰，润肺止咳，消痈散结
浙贝母	清热化痰，　　止咳，消痈散结
瓜 蒌	清热化痰，宽胸散结，润肠通便
竹 茹	清热化痰，除烦止呕/凉血止血
竹 沥	清热豁痰，定惊利窍
天竺黄	清热豁痰，清心定惊
白 前	降气化痰（温化寒痰药）
前 胡	降气化痰，疏散风热

· 128 ·

药名	功效
桔 梗	宣肺，祛痰，利咽，排脓
胖大海	清热润肺，利咽开音，润肠通便
海 藻	消痰软坚散结，利水消肿
昆 布	消痰软坚散结，利水消肿
黄药子	化痰消瘿散结，清热解毒/凉血止血，止咳平喘
海蛤壳	清热化痰，软坚散结，制酸止痛，外用收湿敛疮/利尿
海浮石	清热化痰，软坚散结，利尿通淋
礞 石	坠痰下气，平肝镇惊

止咳平喘药

药名	功效
苦杏仁	降气，　止咳平喘，润肠通便
紫苏子	降气化痰，止咳平喘，润肠通便
紫苏叶	解表散寒，行气和胃/理气安胎，解鱼蟹毒（解表药）
百 部	润肺下气，　止咳，杀虫灭虱
紫 菀	润肺下气，化痰止咳
款冬花	润肺下气，化痰止咳
马兜铃	清肺化痰，止咳平喘，降气，清肠消痔
枇杷叶	清肺化痰，止咳平喘，降逆止呕
桑白皮	泻肺平喘，利水消肿
葶苈子	泻肺平喘，利水消肿
白 果	敛肺平喘，止带缩尿
银杏叶	敛肺平喘，活血化瘀，通络止痛，化浊降脂（活血化瘀药）
洋金花	止咳平喘，麻醉止痛，解痉

第三步 归纳总结

温化寒痰药

半 夏（2003-35、2009-36、2010-145、2012-141、2017-90，高频考点，重点掌握）注意：

(1) 为燥湿化痰、温化寒痰之要药，尤善治**脏腑湿痰**，治痰湿壅滞之咳喘声重、痰白质稀（二陈汤），湿痰上犯清阳之**头痛、眩晕**（半夏白术天麻汤）。

(2) 有良好的**止呕作用**，治呕吐反胃（小半夏汤、大半夏汤），痰饮内盛，胃气失和而**夜寐不安**（半夏秫米汤）。

(3) 治**心下痞**（半夏泻心汤），**痰热结胸**（小陷胸汤），**梅核气**（半夏厚朴汤）。

(4) 外用消肿散结止痛，治瘰瘤、痰核、痈疽、毒蛇咬伤。

(5) **不宜与川乌、草乌、附子同用。**

天南星（1996-31、2008-40、2010-145、2012-141、2017-90、2017-91、2020-132、2021-25，高频考点）注意：

(1) 性味归经：辛、苦，温，有毒，归肺、**肝**、脾经。

(2) 燥湿化痰之功较强，可治顽痰咳嗽（导痰汤）。

(3) **善祛风痰而止惊厥**，治风痰眩晕，中风痰壅，破伤风，癫痫，惊风。

(4) 治痈疽肿痛，蛇虫咬伤。

> **半夏、天南星鉴别用药**：二者药性辛温有毒，均为燥湿化痰之要药，善治湿痰、寒痰，炮制后又能治热痰、风痰。半夏主入脾、肺经，重在治脏腑湿痰。天南星则走经络，偏于祛风痰而能解痉止厥，善治风痰证。半夏又能和胃降逆止呕，开痞散结；天南星则消肿散结之功显著。

白附子 （2004-80、2009-36、2010-145、2012-141、2013-37、2017-91、2020-132，高频考点，重点掌握）注意：

（1）善祛风痰而解痉止痛，治中风痰壅，口眼歪斜，惊风癫痫，破伤风。

（2）其性上行，尤善治头面部诸疾，痰厥头痛、眩晕、偏头风痛；治瘰疬痰核，蛇虫咬伤。

（3）禹白附不治湿痰、寒痰证。

芥 子 （2002-37、2004-79、2009-36、2010-145、2012-141、2023-26、2025-25，高频考点，重点掌握）注意：

（1）治寒痰喘咳（三子养亲汤），悬饮（控涎丹），夏令外敷穴位可治冷哮日久。

（2）善除"皮里膜外"之痰，治阴疽流注（阳和汤）。

（3）通络止痛，可治痰湿阻滞经络之肢体麻木、关节肿痛。

（4）可作发疱用（斑蝥亦可作发疱用）。

（5）用量不宜过大，本品辛温走散，耗气伤阴，久咳肺虚及阴虚火旺，消化道溃疡、出血及皮肤过敏者忌用。

皂 荚 （2002-107、2009-147）主治：

（1）祛痰开窍，治中风口噤，昏迷不醒，癫痫痰盛，关窍不通。

（2）软化胶结之痰，治顽痰喘咳，咳痰不爽。

（3）通便，治大便燥结。

（4）外用散结消肿，治痈肿。

旋覆花 （1994-31、2005-88、2006-93、2015-97、2015-98，高频考点，重点掌握）注意：

（1）降肺气和胃气。

（2）可治气血不和之胸胁痛。

（3）包煎。

白　前（2015-97、2015-98）功效：

无论寒热、外感内伤、新嗽久咳均可用。

清化热痰药

川贝母（2019-129、2024-24）注意：

（1）善治<u>虚劳</u>咳嗽、肺热燥咳。

（2）不宜与川乌、草乌、附子同用。

浙贝母（2023-129、2024-24）注意：

（1）善治风热、痰热咳嗽。

（2）不宜与川乌、草乌、附子同用。

川贝母、浙贝母鉴别用药：两者功效基本相同，川贝母味甘，性偏于润，肺热燥咳、虚劳咳嗽用之为宜；浙贝母味苦，性偏于泄，风热犯肺或痰热郁肺之咳嗽用之为宜。至于清热散结之功，川、浙贝母共有，但以浙贝母为胜。

瓜　蒌（2001-32）注意：

（1）治胸痹（瓜蒌薤白半夏汤），结胸（小陷胸汤）。

（2）治肺痈、肠痈、乳痈。

（3）善清肺热，润肺燥，治肺热咳嗽、痰浊黄稠。

（4）不宜与川乌、草乌、附子同用。

竹　茹（2003-128）主治：

（1）治痰热扰心之惊悸不宁、心烦不寐（温胆汤）。

（2）善于清热化痰，治痰热咳嗽、痰黄质稠。

（3）为治胃热呕逆之要药，治妊娠恶阻、胎动不安。

（4）凉血止血，治吐血、衄血、崩漏；

> **总 结**
>
> 　　可治肺热咳嗽、胃热呕吐的药物：竹茹、芦根、白茅根、枇杷叶。

竹　沥（1993-85）主治：

(1) 性寒滑利，祛痰力强，治痰热咳喘，顽痰胶结者最为适宜。

(2) 开窍定惊，治中风痰迷、惊痫癫狂。

天竺黄（2014-38）主治：

治热病神昏，中风痰迷，痰热咳喘，多用于小儿痰热惊痫、抽搐、夜啼。

竹茹、竹沥、天竺黄鉴别用药： 三者均来源于竹，性寒，均可清热化痰，治痰热咳喘。竹沥、天竺黄又可定惊，用治火热或痰热所致的惊风，癫痫，中风昏迷，喉间痰鸣。竹沥性寒滑利，清热涤痰力强，惊痫中风，肺热顽痰胶结难咳者多用；天竺黄化痰之力较缓，但清心定惊之功较好，多用于小儿惊风，热病神昏抽搐；竹茹长于清心除烦，多用治痰热扰心的心烦失眠，并能清胃止呕，用治胃热呕逆。

前　胡（2006-92、2015-97、2015-98）主治：

治痰热咳喘，风热咳嗽。

桔　梗（2005-129，重点掌握）注意：

(1) 宣肺，祛痰，利咽，为治肺经气分病之要药。

(2) 治咽痛喑哑。

(3) 治肺痈吐脓（桔梗汤）。

(4) 开宣肺气而通利二便，治癃闭、便秘。

(5) 载药上行，为舟楫之剂。

(6) 用量过大易致恶心呕吐。

黄药子 （2013-98、2016-97）注意：

为治痰火互结所致瘿瘤之要药。

胖大海 （从未考过，重点掌握）功效：

清肺化痰，利咽开音，润肠通便。

> **总 结**
>
> 可利咽开音的药物：胖大海、桔梗、诃子、蝉蜕、木蝴蝶。

海 藻 （2018-91）功效：

消痰软坚散结，利水消肿。

昆 布 （2018-91）功效：

消痰软坚散结，利水消肿。

海蛤壳 （2018-90）功效：

清热化痰，软坚散结，利尿，制酸止痛，外用收湿敛疮。

海浮石 （2018-90）功效：

清热化痰，软坚散结，利尿通淋。

海藻、昆布、海蛤壳、海浮石鉴别用药：四者皆为海中之品，味咸性寒，皆能软坚散结，治瘿瘤；海藻和昆布还可利水消肿，治痰饮水肿；海蛤壳和海浮石还可清肺化痰，治痰热咳喘；海蛤壳还可利尿、制酸止痛、外用收湿敛疮；海浮石还可利尿通淋。

礞 石 （从未考过，重点掌握）注意：

（1）功专坠降，善治顽痰、老痰胶固之证。

（2）为治惊痫之良药。

止咳平喘药

苦杏仁　（1994-108，重点掌握）注意：

（1）为治咳喘之要药（三拗汤、桑菊饮、杏苏散、桑杏汤）。

（2）取其宣发疏通肺气之功，治湿温初起（三仁汤）。

（3）有小毒，用量不宜过大，婴儿慎用。

百　部　（2000-31，重点掌握）注意：

（1）无论外感内伤、暴咳久嗽皆可用之，可治新久咳嗽，百日咳，肺痨咳嗽。

（2）久咳虚嗽宜蜜炙用，杀虫灭虱宜生用。

紫　菀　（2024-135）注意：

（1）咳嗽无论外感内伤、病程长短、寒热虚实皆可用之。

（2）外感暴咳宜生用，肺虚久咳蜜炙用。

款冬花　（2024-135）注意：

（1）咳嗽无论新久、寒热虚实皆可用之。

（2）外感暴咳宜生用，肺虚久咳蜜炙用。

紫苏子　（2015-97、2015-98）功效：

降气化痰，止咳平喘，润肠通便。

马兜铃　（2011-98、2022-135）注意：

清肺化痰，止咳平喘，清肠消痔。肺虚久咳蜜炙用。

枇杷叶　（2001-137、2007-37、2011-97）注意：

（1）治肺热咳嗽、胃热呕吐。

（2）止咳宜炙用，止呕宜生用。

桑白皮、葶苈子　（2000-139、2022-135）注意：

（1）两药均能泻肺平喘，利水消肿，治疗肺热，肺中水气，痰饮咳喘以及水肿，常相须为用。

（2）桑白皮药性较缓，长于清肺热，降肺火，多用于肺热咳喘，痰黄；利水消肿，尤宜用于风水、皮水等阳水实证；泻肺利水、平肝清火宜生用；肺虚咳喘宜蜜炙用。

（3）葶苈子力峻，重在泻肺中水气、痰涎，邪盛喘满不得卧者尤宜（葶苈大枣泻肺汤）；其利水力量也强，可治悬饮，臌胀，胸腹积水等；治腹水肿满属湿热蕴结者（己椒苈黄丸）；治结胸（大陷胸丸）。

白　果　（1994-107，重点掌握）注意：

（1）治喘咳痰多，带下白浊，尿频遗尿。

（2）有毒，不可多用，小儿尤当注意。

洋金花　（从未考过，重点掌握）功效：

止咳平喘，麻醉止痛，止痉。

第十四章　安神药

考点分析

　　凡以安定神志为主要功效，常用以治疗心神不宁病证的药物，称安神药。本类药物主入心、肝经，具有镇惊安神或养心安神之效，主要用治心悸、怔忡、失眠、多梦、健忘之心神不宁证，亦可用治惊风、癫狂等病证。

　　根据临床主治的不同，安神药可分为重镇安神药和养心安神药两类。

> **重镇安神药：** 朱砂、磁石、龙骨、琥珀。
> **养心安神药：** 酸枣仁、柏子仁、灵芝、首乌藤、合欢皮、远志。

仿真题

1.（单选题）酸枣仁和柏子仁均有的功效是（　　）
　　A. 收敛固涩　　　　　　　B. 润肠通便
　　C. 益肝　　　　　　　　　D. 止汗
2.（单选题）可用牡蛎不用龙骨的是（　　）
　　A. 肝阳上亢之头痛眩晕　　B. 肾虚不固之遗精滑精
　　C. 瘰疬痰核，癥瘕积聚　　D. 心神不宁，失眠多梦
3.（单选题）朱砂多入丸散服，其每日用量是（　　）
　　A. 0.015~0.03 g　　　　　B. 0.1~0.5 g
　　C. 1~2 g　　　　　　　　D. 3~5 g
4.（单选题）具有清心镇惊、解毒、明目功效的药物是（　　）
　　A. 石决明　　B. 琥珀　　　C. 牡蛎　　　　D. 朱砂
5.（多选题）牡蛎的功效有（　　）

A. 重镇安神   B. 潜阳补阴

C. 收敛固涩   D. 软坚散结

6. （多选题）可养血安神的中药有（　　　）

A. 龙骨   B. 首乌藤   C. 大枣   D. 龙眼肉

7. （多选题）属于琥珀主治病证的是（　　　）

A. 淋证癃闭   B. 心腹刺痛   C. 惊风痫病   D. 头晕目眩

8. （多选题）下列各项中，具有平肝潜阳作用的药物有（　　　）

A. 龙骨   B. 磁石   C. 朱砂   D. 琥珀

参考答案：1~4　DCBD　　5~8　ABCD BCD ABC AB

知识点总结

第一步　背目录

朱磁龙琥；酸柏芝，乌合志。

第二步　对比记忆

重镇安神药

药名	功效
瞿　麦	活血通经，利尿通淋（利水渗湿药）
牛　膝	活血通经，利尿通淋，补肝肾，强筋骨，引血下行（活血化瘀药）
琥　珀	活血通经，利尿通淋，镇惊安神
王不留行	活血通经，利尿通淋，下乳消痈（活血化瘀药）
朱　砂	镇惊安神，清心，解毒，明目
磁　石	镇惊安神，平肝潜阳，聪耳明目，纳气平喘
龙　骨	镇惊安神，平肝潜阳，收敛固涩/煅用收湿敛疮生肌

药名	功效
牡　蛎	重镇安神，平肝潜阳，收敛固涩，补阴，软坚散结，制酸止痛（平肝息风药）
注意：重镇安神和镇惊安神功效的本质是一样的，只是程度有差别，镇惊安神力度较大。	

养心安神药

药名	功效
酸枣仁	养心安神，益肝，敛汗，生津
柏子仁	养心安神，润肠通便，止汗
灵　芝	补气安神，止咳平喘
合欢皮	解郁安神，活血消肿
首乌藤	养血安神，祛风通络
大　枣	养血安神，补中益气（补益药）
龙眼肉	养血安神，补益心脾（补益药）
远　志	开窍祛痰，益智安神，交通心肾，消散痈肿
石菖蒲	开窍豁痰，益智醒神，化湿开胃（开窍药）

第三步　归纳总结

重镇安神药

朱　砂　（2006-122、2008-149、2013-149、2014-148、2017-25、2020-24、2023-23，高频考点，重点掌握）注意：

（1）性味归经：甘，微寒，有毒，归心经。

（2）专入心经，既能重镇安神，又能清心安神（朱砂安神丸）。

（3）有镇惊止痉之功，可治热入心包或痰热内闭所致的神昏谵语、惊厥抽搐，治癫痫，常与磁石同用（磁朱丸）。

（4）治视物昏花，常与磁石同用（磁朱丸）。

（5）清热解毒，治疮疡肿毒（太乙紫金锭），治咽喉肿痛、口舌生疮（冰硼散）。

（6）本品有毒，忌火煅，内服，多入丸散，不宜入煎剂，0.1~0.5 g，不可过量或持续服用，孕妇及肝功能不全者禁用。

磁 石 （1993-108、2007-38、2008-41、2011-39、2014-148，高频考点，重点掌握）注意：

（1）性味归经：咸，寒，归心、肝、肾经。

（2）顾护真阴，镇摄浮阳，安定神志，主治肾虚肝旺，肝火上炎，扰动心神或惊恐气乱，神不守舍所致的心神不宁、惊悸、失眠、癫痫（磁朱丸）。

（3）既能平肝潜阳又能益肾补阴，故可用治肝阳上亢之头晕目眩、急躁易怒。

（4）补益肝肾，聪耳明目，治耳鸣耳聋，视物昏花，纳气平喘，治肾虚气喘。

（5）煎服宜打碎先煎，吞服后不易消化，如入丸散不可多服，脾胃虚弱者慎用。

总 结

可纳气平喘的药物：补骨脂、沉香、磁石、蛤蚧等。

龙 骨 （1998-88、2007-38、2012-38、2014-148、2021-27，高频考点）注意：

（1）性味归经：甘、涩，平，归心、肝、肾经。

（2）治心神不宁，心悸失眠，惊痫癫狂。

（3）平肝潜阳，治肝阳眩晕（镇肝熄风汤）。

（4）**收敛固涩**，治遗精、滑精、尿频、遗尿、崩漏、带下、自汗、盗汗等正虚**滑脱之证**（金锁固精丸、桑螵蛸散、固冲汤）。

（5）外用可收湿敛疮生肌，治湿疮痒疹，疮疡久溃不敛。

（6）宜先煎，镇惊安神、平肝潜阳多生用，收敛固涩宜煅用，湿热积滞者不宜使用。

> **龙骨、牡蛎鉴别用药：** 二者均有**重镇安神、平肝潜阳、收敛固涩**的作用，均可治心神不安、惊悸失眠、阴虚阳亢、头晕目眩及各种滑脱证。龙骨长于镇惊安神，收敛固涩力优于牡蛎；牡蛎平肝潜阳功效显著，又可软坚散结。

琥 珀（2004-37、2007-38、2010-39、2014-148、2015-148、2016-9、2019-23、2022-24，高频考点）注意：

（1）性味归经：甘，平，归心、肝、膀胱经。

（2）治心神不宁，心悸失眠，惊风，癫痫。

（3）**活血散瘀**，治**痛经经闭，心腹刺痛，癥瘕积聚**。

（4）**利尿通淋**，治**淋证、癃闭**，能**散瘀止血**，尤宜于**血淋**。

（5）研末冲服，或入丸散，每次 1.5~3 g，不入煎剂，忌火煅（九版教材没有提到琥珀忌火煅）。

养心安神药

酸枣仁（2003-36、2018-25）注意：

（1）**养心阴，益肝血**，主治心肝阴血亏虚，心失所养，神不守舍之虚烦不眠，惊悸多梦（酸枣仁汤、归脾汤、天王补心丹）。

（2）味酸能敛，有收敛止汗之效。

（3）能敛阴生津止渴，治津伤口渴。

柏子仁 （2001-136、2018-25）注意：

（1）治阴血不足，虚烦不眠，心悸怔忡。

（2）治肠燥便秘（五仁丸）。

（3）滋阴补液，可治阴虚盗汗。

> **酸枣仁、柏子仁鉴别用药：** 二者皆味甘性平，均有养心安神、止汗之功，用治阴血不足、心神失养所致的心悸怔忡、失眠、健忘及阴虚盗汗，常相须为用。柏子仁质润多脂，能润肠通便而治肠燥便秘；酸枣仁安神作用较强，且味酸，收敛止汗作用亦优，体虚自汗、盗汗较常选用，能生津，可用于津伤口渴。

远 志 （1994-88、2002-108、2004-128、2009-147，高频考点，重点掌握）注意：

（1）性味归经：辛、苦，温，归心、肾、肺经。

（2）开心气而宁心安神，通肾气而强志不忘，为交通心肾、安定神志、益智强识之佳品，治心肾不交引起的失眠多梦、健忘惊悸、神志恍惚。

（3）祛痰止咳，治咳嗽痰多。

（4）消散痈肿，治痈疽疮毒，乳房肿痛，喉痹。

（5）有胃溃疡或胃炎者慎用。

首乌藤 （从未考过，重点掌握）注意：

（1）宜于阴虚血少之失眠多梦。

（2）治血虚身痛，风湿痹痛。

（3）治皮肤瘙痒。

灵 芝 （从未考过，重点掌握）注意：

（1）补心血，益心气，安心神，治心神不宁，失眠心悸。

（2）补益肺肾之气，止咳平喘，尤宜于肺虚咳喘。

（3）可治虚劳证。

合欢皮　（2000-35、2007-38）注意：

（1）**善疏肝解郁**，悦心安神，适宜于情志不遂之烦躁失眠。

（2）活血消肿，治肺痈，疮痈肿毒。

（3）治跌打骨折，血瘀肿痛。

14

安神药

第十五章 平肝息风药

考点分析

　　凡以平肝潜阳或息风止痉为主要功效，常用以治疗肝阳上亢或肝风内动病证的药物，称平肝息风药。本类药物皆入肝经，多为动物药及矿石类药物，具有平肝潜阳、息风止痉的功效。平肝息风药主要用于治疗肝阳上亢，头晕目眩，以及肝风内动，痉挛抽搐。

　　平肝息风药可分为平抑肝阳药和息风止痉药两类。

> **平抑肝阳药：** 石决明、珍珠母、牡蛎、代赭石、刺蒺藜、罗布麻叶。
>
> **息风止痉药：** 羚羊角、牛黄、珍珠、钩藤、天麻、地龙、全蝎、蜈蚣、僵蚕。

仿真题

1. （单选题）散风热宜生用，息风止痉多制用的是（　　）
   A. 牛黄　　　　B. 地龙　　　　C. 僵蚕　　　　D. 蜈蚣
2. （单选题）可用牡蛎不用龙骨的是（　　）
   A. 肝阳上亢之头痛眩晕　　　B. 肾虚不固之遗精滑精
   C. 瘰疬痰核，癥瘕积聚　　　D. 心神不宁，失眠多梦
3. （单选题）罗布麻叶的功效是（　　）
   A. 平抑肝阳，息风止痉　　　B. 平抑肝阳，清热利尿
   C. 平抑肝阳，清肝明目　　　D. 平抑肝阳，疏肝解郁
4. （单选题）治疗热极生风所致的高热神昏、惊厥抽搐，首选的是（　　）
   A. 羚羊角　　B. 天麻　　　　C. 钩藤　　　　D. 僵蚕

5. （多选题）熊胆粉和羚羊角均有的功效是（　　）
　　A. 平抑肝阳　B. 清热解毒　　C. 息风止痉　　D. 清肝明目
6. （多选题）下列药物既能平肝潜阳，又能清肝明目的是
　　（　　）
　　A. 石决明　　B. 珍珠母　　　C. 钩藤　　　　D. 羚羊角
7. （多选题）代赭石的主治病证是（　　）
　　A. 胃火炽盛之牙痛　　　　B. 血热妄行之吐衄
　　C. 肺气上逆之喘息　　　　D. 肝阳上亢之眩晕
8. （多选题）治疗小儿急、慢惊风皆可使用的是（　　）
　　A. 僵蚕　　B. 牛黄　　　C. 全蝎　　　D. 羚羊角

参考答案：1~4　CCBA　　5~8　BCD ABD BCD AC

知识点总结

第一步　背目录

石珍牡，代刺罗；羊牛珍钩天，全龙蜈僵。

第二步　对比记忆

平抑肝阳药

药名	功效
决明子	平抑肝阳，清肝明目，润肠通便（清热药）
石决明	平肝潜阳，清肝明目退翳/煅用收敛制酸止血
珍珠母	平肝潜阳，清肝明目退翳，安神定惊/外用燥湿收敛
珍　珠	解毒生肌，清肝明目退翳，安神定惊，润肤祛斑（息风止痉药）

药名	功效
龙 骨	平肝潜阳，收敛固涩，镇惊安神/煅用收湿敛疮生肌（安神药）
牡 蛎	平肝潜阳，收敛固涩，重镇安神，补阴，软坚散结，制酸止痛
桑 叶	平抑肝阳，疏散风热，清肝明目，清肺润燥/凉血止血（解表药）
刺蒺藜	平抑肝阳，疏肝解郁，活血祛风，明目，止痒
代赭石	平肝潜阳，重镇降逆，凉血止血
罗布麻叶	平抑肝阳，清热利尿
地 龙	清热定惊，利尿消肿，清肺平喘，通络（息风止痉药）

息风止痉药

药名	功效
冰 片	开窍醒神，清热止痛（开窍药）
牛 黄	开窍醒神，清热解毒，凉肝息风，清心豁痰
熊胆粉	清热解毒，息风止痉，清肝明目（清热药）
羚羊角	清热解毒，息风止痉，清肝明目，平抑肝阳
钩 藤	清热透邪，息风止痉，平抑肝阳
天 麻	祛风通络，息风止痉，平抑肝阳
地 龙	清热定惊，利尿消肿，清肺平喘，通络
麻 黄	发汗解表，利水消肿，宣肺平喘/散寒通滞（解表药）
香 薷	发汗解表，利水消肿，化湿和中（解表药）
浮 萍	发汗解表，利水消肿，透疹止痒（解表药）
珍珠母	平肝潜阳，清肝明目退翳，安神定惊/外用燥湿收敛（平抑肝阳药）

药名	功效
珍　珠	解毒生肌，清肝明目退翳，安神定惊，润肤祛斑
全　蝎	息风镇痉，攻毒散结，祛风通络止痛
蜈　蚣	息风镇痉，攻毒散结，祛风通络止痛
僵　蚕	息风止痉，化痰散结，祛风通络止痛

注意：息风止痉和息风镇痉功效的本质是一样的，只是程度有差别，息风镇痉力度较大。

第三步　归纳总结

平抑肝阳药

石决明（2001-142、2008-147、2020-133、2022-131）注意：

（1）专入肝经，长于平肝潜阳，清泻肝热，兼益肝阴，为平肝凉肝之要药，善治水不涵木、肝阳上亢之头痛、眩晕。

（2）清肝火，益肝阴，有明目退翳之功，为治目疾常用药。

（3）煅用有收敛、制酸、止血之功，用于疮疡久溃不敛，胃痛泛酸及外伤出血等。

（4）先煎，平肝、清肝宜生用，外用点眼宜煅用、水飞，本品咸寒，易伤脾胃，故脾胃虚寒、食少便溏者慎用。

石决明、决明子鉴别用药：二者均能清肝明目，用治目赤肿痛、翳膜遮睛等。石决明咸寒质重，凉肝镇肝，兼益肝阴，故无论实证、虚证之目疾均可主治，尤多用于血虚肝热之羞明、目暗，并善治阴虚阳亢之头痛眩晕；决明子苦寒，功偏清泻肝火而明目，常用治肝经实火之目赤肿痛，并能润肠通便，治疗肠燥便秘。

珍珠母 （2008-147、2020-133、2022-131）功效：

平肝潜阳，清肝明目退翳，安神定惊，燥湿收敛。

> **珍珠母、石决明鉴别用药**：二者均能平肝潜阳，清肝明目，用治肝阳上亢、肝经有热之头痛眩晕、耳鸣及肝热目疾，目昏翳障。石决明为凉肝、镇肝之要药，兼能益肝阴，善治肝肾阴虚，眩晕、耳鸣等阳亢之证；又长于清肝明目，故目赤肿痛、翳膜遮睛、视物昏花等症，不论虚实，皆可主治，为眼科要药。珍珠母又入心经，能安神定惊，故心神不宁、惊悸失眠、烦躁等多用。

牡　蛎 （1991-81、1997-87、2006-41、2021-27、2023-134）注意：

（1）平肝潜阳，并能益阴，治肝阳上亢，眩晕耳鸣（镇肝熄风汤），治虚风内动，四肢抽搐（大定风珠）。

（2）重镇安神，治惊悸失眠（桂枝甘草龙骨牡蛎汤）。

（3）软坚散结，治痰核、瘰疬、瘿瘤、癥瘕积聚。

（4）煅牡蛎收敛固涩，治滑脱诸证，如自汗盗汗、遗精滑精、崩漏带下；煅牡蛎制酸止痛，治胃痛吞酸。

（5）先煎，收敛固涩、制酸止痛宜煅用，其余生用。

> **龙骨、牡蛎鉴别用药**：二者均有平肝潜阳、重镇安神、收敛固涩作用，常相须为用，治疗阴虚阳亢、头晕目眩，心神不安、惊悸失眠及各种滑脱不禁的病证。龙骨长于镇惊安神，且收敛固涩之功优于牡蛎，外用还能收湿敛疮；牡蛎平肝之功较著，又能育阴潜阳，可治虚风内动之证，又有软坚散结之功，煅后还能制酸止痛。

代赭石 （1993-107、2000-30、2001-141、2019-134）注意：

（1）平肝潜阳，善清肝火，治肝阳上亢，眩晕耳鸣（镇肝熄风汤）。

（2）为重镇降逆之要药，善降胃气而止呕、止呃、止噫

（旋覆代赭汤），降肺气而平喘。

（3）凉血止血，又善降气、降火，尤宜于气火上逆，迫血妄行之出血证。

（4）先煎，平肝潜阳、重镇降逆宜生用，止血宜煅用，孕妇慎用。

代赭石、磁石鉴别用药： 二者均为重镇之品，均能平肝潜阳、降逆平喘，用于肝阳上亢之眩晕及气逆喘息之证。磁石主入肾经，偏重于益肾阴而镇浮阳、纳气平喘、镇惊安神；代赭石主入肝经，长于平肝潜阳、凉血止血，善降肺胃之逆气而止呕、止呃、止噫。

刺蒺藜 （1992-110、1995-40、1995-144、2020-133）主治：

（1）平抑肝阳，治肝阳上亢，头晕目眩。

（2）疏肝解郁，治肝郁气滞，胸胁胀痛，乳闭胀痛。

（3）能散肝经风热而明目退翳，为祛风明目之要药，治风热上攻，目赤翳障。

（4）活血祛风止痒，治风疹瘙痒，白癜风。

罗布麻叶 （2016-36、2020-133）功效：

平抑肝阳，清热利尿。

息风止痉药

羚羊角 （2004-38、2008-94、2009-146、2014-39、2022-131，高频考点）注意：

（1）长于清肝热，息肝风，止痉搐，为治惊痫抽搐之要药，清热力强，尤宜于热极生风所致者（羚角钩藤汤）。

（2）平肝潜阳，治肝阳上亢，头痛眩晕。

（3）善清泻肝火而明目，治肝火上炎，目赤翳障。

（4）能气血两清，治温热病壮热神昏，热毒发斑。

（5）清热解毒，治痈肿疮毒，清肺热，治肺热咳喘。

天　麻（2000-39、2004-38、2009-146、2014-39、2017-131、2024-131、2025-27，高频考点，重点掌握）注意：

（1）性味归经：甘，平，归肝经。

（2）善息风止痉，治各种病因之肝风内动，惊痫抽搐，寒热虚实皆可。

（3）平抑肝阳，善治多种病因之眩晕、头痛，为止眩晕之要药（天麻钩藤饮、半夏白术天麻汤）；

（4）祛外风，通络止痛，可治肢体麻木，手足不遂，风湿痹痛。

钩　藤（1997-29、2004-38、2009-146、2014-39、2025-27，高频考点，重点掌握）注意：

（1）息风止痉，为治惊痫抽搐常用药，尤宜于热极生风所致者（羚角钩藤汤）。

（2）既清肝热，又平肝阳，治肝火上炎或肝阳上亢之头痛眩晕（天麻钩藤饮）。

（3）治感冒夹惊，小儿惊啼。

（4）后下。

珍　珠（2010-146）注意：

（1）安神定惊，清肝明目退翳，解毒生肌，润肤祛斑。

（2）多入丸散用，0.1~0.3 g。

珍珠、珍珠母鉴别用药：二者均有安神定惊、清肝明目退翳、敛疮之功效，均可用治心神不宁、心悸失眠、肝火上攻之目赤翳障及湿疮溃烂等。珍珠重在镇惊安神，多用治心悸失眠、惊风癫痫，且解毒生肌敛疮之力较强，并能润肤祛斑；珍珠母重在平肝潜阳，多用治肝阳上亢、肝火上攻之眩晕。

僵 蚕（1995-111、2018-131、2020-90、2024-131）注意：

（1）**息风止痉**，还能**化痰**，对惊风癫痫而夹痰热者尤为适宜。

（2）**祛风通络**，治风中经络，口眼歪斜（牵正散）。

（3）有**祛外风、散风热、止痛、止痒**之功，可治**风热头痛**、目赤咽痛，风疹瘙痒。

（4）**软坚散结**，可治痰核、瘰疬。

（5）散风热宜生用，其他多制用。

地 龙（1991-25，重点掌握）注意：

（1）适用于热极生风所致的神昏谵语、痉挛抽搐及小儿惊风，或癫痫癫狂等症。

（2）善走窜，长于通经络，治半身不遂，痹证，肢体麻木。

（3）长于**清肺平喘**，治肺热喘咳。

（4）**利尿**，治水肿尿少。

牛 黄（2003-28、2015-36）注意：

（1）**清心豁痰，开窍醒神**，治热病神昏，中风痰迷（安宫牛黄丸）。

（2）**凉肝息风**，常用治小儿惊风，癫痫。

（3）**清热解毒**，治口舌生疮，咽喉肿痛，牙痛，痈疽疔毒。

（4）入**丸散**用，0.15~0.35 g，孕妇慎用，非实热证不宜用。

全 蝎（2011-145、2018-131）注意：

（1）专入肝经，性善走窜，**为治痉挛抽搐之要药**。

（2）善于搜风，通络止痛，治风湿**顽痹**，顽固性偏正头痛。

（3）以毒攻毒，治疮疡，瘰疬。

（4）有毒，用量不宜过大，3~6 g，**孕妇禁用**。

蜈 蚣（2011-145、2017-131）注意：

（1）专入肝经，性善走窜，**为治痉挛抽搐之要药**。

（2）善于搜风，通络止痛，治风湿顽痹，顽固性偏正头痛。

（3）以毒攻毒，治疮疡，瘰疬。

（4）有毒，用量不宜过大，3～5 g，孕妇禁用。

全蝎、僵蚕、蜈蚣鉴别用药： 三药皆息风止痉，而全蝎和蜈蚣息风止痉作用强，故称息风镇痉，二者为治痉挛抽搐之要药。三药皆散结，全蝎和蜈蚣是攻毒散结而治疮疡、瘰疬，僵蚕是化痰散结而治瘰疬痰核、发颐疔腮。三药皆祛风通络止痛，全蝎和蜈蚣善于搜风而治风湿顽痹、顽固性头痛，僵蚕不仅息内风、化风痰而治中风口眼歪斜，还能祛外风、散风热、止痛、止痒而治风热头痛、目赤咽痛、风疹瘙痒。

总 结

既能祛外风又能息内风的药物：防风、蝉蜕、天麻、僵蚕。

既能清泻肝火又能息风定惊的药物：水牛角、熊胆粉、重楼、青黛、羚羊角、钩藤、牛黄、珍珠等。

可治疗小儿急、慢惊风的药物：天麻、僵蚕、全蝎、蜈蚣。

第十六章 开窍药

考点分析

凡以开窍醒神为主要功效，常用以治疗闭证神昏的药物，称为开窍药。本类药物辛香走窜，皆入心经，具有通关开窍、醒脑回苏的作用。开窍药主要用治温病热陷心包、痰浊蒙蔽清窍之神昏谵语，以及惊风、癫痫、中风等卒然昏厥、痉挛抽搐。

神志昏迷有虚实之别，虚证即脱证，实证即闭证。脱证治当补虚固脱，非本类药物所宜；闭证治当通关开窍、醒神回苏，宜用本类药物治疗。然而闭证又有寒闭、热闭之分。面青、身凉、苔白、脉迟之寒闭，须施"温开"之法，宜选用辛温的开窍药，配伍温里祛寒之品；面红、身热、苔黄、脉数之热闭，当用"凉开"之法，宜选用辛凉的开窍药，并与清热泻火解毒之品配伍应用。

开窍药辛香走窜，为救急、治标之品，且能耗伤正气，故只宜暂服，不可久用；因本类药物性质辛香，其有效成分易于挥发，故内服多不宜入煎剂，宜入丸剂、散剂服用。

开窍药总共有以下 4 味。

> 麝香、冰片、苏合香、石菖蒲。

仿真题

1.（单选题）远志与石菖蒲均有的功效是（　　）

    A. 益智安神　B. 化湿和胃　　C. 消散痈肿　　D. 交通心肾

2.（单选题）孕妇禁用的是（　　）

    A. 麝香　　　B. 冰片　　　C. 苏合香　　　D. 石菖蒲

3. （单选题）苏合香入丸散服的剂量是（　　）

    A．0.06~0.1 g   B．0.3~1 g

    C．1.5~3 g   D．5~10 g

4. （单选题）冰片入丸散内服，每次的用量是（　　）

    A．0.015~0.03 g   B．0.15~0.3 g

    C．1~2 g   D．3~5 g

5. （多选题）石菖蒲的功效是（　　）

    A．开窍豁痰   B．降逆止呕   C．化湿开胃   D．醒神益智

6. （多选题）下列药物，孕妇禁用的是（　　）

    A．麝香   B．三棱   C．马钱子   D．红花

7. （多选题）麝香的功效有（　　）

    A．开窍醒神   B．醒神益智   C．活血通经   D．消肿止痛

8. （多选题）可开窍醒神的是（　　）

    A．蟾酥   B．冰片   C．苏合香   D．牛黄

参考答案：1~4　AABB　　5~8　ACD ABC ACD ABCD

知识点总结

第一步　背目录

麝冰苏石。

第二步　对比记忆

药名	功效
蟾　酥	开窍醒神，解毒止痛（攻毒杀虫止痒药）
麝　香	开窍醒神，消肿止痛，活血通经
苏合香	开窍醒神，祛寒止痛，辟秽
冰　片	开窍醒神，清热止痛
牛　黄	开窍醒神，清热解毒，凉肝息风，清心豁痰（平肝息风药）

药名	功效
远志	开窍祛痰，益智安神，交通心肾，消散痈肿（安神药）
石菖蒲	开窍豁痰，益智醒神，化湿开胃

第三步　归纳总结

麝香　注意：

（1）开窍醒神，用于各种原因所致的闭证神昏，无论寒闭、热闭均可（2012-39）。

（2）消肿止痛，治疮疡肿毒（2006-123），瘰疬痰核，咽喉肿痛（2013-39）。

（3）活血通经，治血瘀经闭，头痛，跌打损伤，风寒湿痹，心腹暴痛，癥瘕（2013-39、2024-25）。

（4）为伤科要药，治跌扑肿痛，骨折扭挫，内服、外用均有良效。

（5）治难产（2007-125），死胎，胞衣不下。

（6）多入丸散用，0.03～0.1 g（2011-146），孕妇禁用（2025-127）。

冰片　注意：

（1）为凉开之品，治热病神昏，寒闭也可配伍使用。

（2）有清热止痛、泻火解毒、明目退翳、消肿之功，为五官科常用药，治目赤肿痛、咽喉肿痛（2013-39），口舌生疮，风热喉痹（2016-37）。

（3）有清热解毒、防腐生肌作用，治疮疡肿痛（2006-123），疮溃不敛，水火烫伤（2008-42、2022-25）。

（4）治胸痹心痛（2013-39）。

（5）入丸散用，0.15～0.3 g（2011-146、2020-25），孕妇慎用。

麝香、冰片鉴别用药： 二者均为开窍醒神之品，均可用治热病神昏、中风痰厥、气郁窍闭、中恶昏迷等闭证。麝香开窍力强而冰片力逊，麝香为温开之品，冰片为凉开之剂，二者又常相须为用；二者均可消肿止痛、生肌敛疮，外用治疮疡肿毒。冰片性偏寒凉，以清热泻火止痛见长，善治口齿、咽喉、耳目之疾，外用有清热止痛、防腐止痒、明目退翳之功；麝香性温辛散，多以活血消肿止痛为用，善治疮疡、瘰疬痰核，内服、外用均可。二者均应入丸散使用，不入煎剂。

苏合香 注意：

（1）为治面青、身凉、苔白、脉迟之寒闭神昏的要药（2003-37、2010-39）。

（2）治痰浊、血瘀或寒凝气滞之胸脘痞满、冷痛等症（2009-38）。

（3）温通散寒，治胸痹心痛、腹痛，为治疗冻疮的良药。

（4）入丸散用，0.3~1 g（2011-146、2021-26）。

石菖蒲 注意：

（1）善治痰湿秽浊之邪蒙蔽清窍所致神志昏乱（涤痰汤）。

（2）化湿开胃，治湿阻中焦，脘痞不饥，噤口痢（2002-39）。

（3）益智醒神，聪耳明目，治健忘，失眠，耳鸣，耳聋。

（4）煎服，3~10 g（2011-146）。

（5）功效：开窍豁痰，益智醒神，化湿开胃（2018-132）。

第十七章　补虚药

考点分析

凡以补虚扶弱，纠正人体气血阴阳的不足为主要功效，常用以治疗虚证的药物，称为补虚药，也称补益药。气虚可发展为阳虚，阳虚者，其气必虚，故补气药常与补阳药同用。有形之血生于无形之气，气虚生化无力，可致血虚；血为气之宅，血虚则气无所依，血虚亦可导致气虚，故补气药常与补血药同用。热病伤阴，壮火亦会食气，以致气阴两虚，故补气药亦常与补阴药同用。血虚可导致阴虚，阴津大量耗损又可导致津枯血燥，故补血药常与补阴药同用。阴阳互根互用，故有时需要滋阴药与补阳药同用。

部分补气药味甘壅中，碍气助湿，湿盛中满者应慎用；补阳药性多燥烈，易助火伤阴，故阴虚火旺者忌用；补血药多滋腻黏滞，故脾虚湿阻、气滞食少者慎用；补阴药大多有一定滋腻性，故脾胃虚弱、痰湿内阻、腹满便溏者慎用。

根据性能、功效及适应证的不同，补虚药可分为补气药、补阳药、补血药和补阴药四类。

> **补气药：** 人参、西洋参、党参、太子参、黄芪、白术、山药、甘草、白扁豆、大枣、刺五加、绞股蓝、红景天、沙棘。
>
> **补阳药：** 鹿茸、紫河车、淫羊藿、巴戟天、杜仲、续断、肉苁蓉、补骨脂、菟丝子、蛤蚧、冬虫夏草、沙苑子、益智仁、锁阳、仙茅、核桃仁。

> **补血药**：当归、熟地黄、白芍、阿胶、何首乌、龙眼肉。
>
> **补阴药**：北沙参、南沙参、百合、麦冬、天冬、石斛、玉竹、黄精、枸杞子、墨旱莲、女贞子、龟甲、鳖甲、桑椹。

仿真题

1. （单选题）清心安神宜生用，止咳宜蜜炙的药物是（　　　）
   A. 百合　　　B. 五加皮　　　C. 桑寄生　　　D. 杜仲

2. （单选题）南沙参具有北沙参不具有的功效是（　　　）
   A. 养阴清肺　B. 益胃生津　　C. 补气化痰　　D. 清心除烦

3. （单选题）下列各项中，不属于黄精归经的是（　　　）
   A. 肺经　　　B. 脾经　　　　C. 心经　　　　D. 肾经

4. （单选题）既能补肾益肺，又能止血化痰的药物是（　　　）
   A. 蛤蚧　　　B. 冬虫夏草　　C. 紫河车　　　D. 核桃仁

5. （多选题）沙棘可治疗的病证有（　　　）
   A. 脾虚食少　B. 咳嗽痰多　　C. 胸痹心痛　　D. 跌打损伤

6. （多选题）炒后增强健脾止泻功效的是（　　　）
   A. 白术　　　B. 白扁豆　　　C. 山药　　　　D. 太子参

7. （多选题）鹿茸的功效是（　　　）
   A. 祛风湿　　B. 强筋骨　　　C. 益精血　　　D. 调冲任

8. （多选题）制何首乌的主治病证是（　　　）
   A. 久疟　　　B. 须发早白　　C. 腰膝酸软　　D. 肠燥便秘

参考答案：1~4　ACCB　　　5~8　ABCD ABC BCD BC

知识点总结

第一步　背目录

四参黄白山，扁甘大刺绞红沙；鹿车淫巴仙，杜续肉锁，补益菟沙，蛤核冬；当地芍阿乌龙；二沙百二冬，石玉精枸，旱女桑二甲。

第二步　对比记忆

补气药

药名	功效
人　参	补脾益肺，生津养血，大补元气，复脉固脱，安神益智
党　参	补脾益肺，生津养血
太子参	补气健脾，润肺生津
刺五加	补气健脾，补肾安神
白　术	补气健脾，燥湿利水，止汗，安胎
苍　术	燥湿健脾，祛风散寒，明目（化湿药）
西洋参	补气养阴，清热生津
黄　精	补气养阴，补脾肺肾（补阴药）
山　药	补脾养胃，生津益肺，补肾涩精
黄　芪	补气升阳，固表止汗，利水消肿，生津养血，行滞通痹，托毒排脓，敛疮生肌（补固利生行托敛）
红景天	益气活血，通脉平喘
绞股蓝	补气健脾，化痰止咳，清热解毒
沙　棘	健脾消食，化痰止咳，活血化瘀
白扁豆	补脾化湿，和中消暑
甘　草	补脾益气，祛痰止咳，缓急止痛，清热解毒，调和诸药（补祛缓清调）
大　枣	补中益气，养血安神

补阳药

药名	功效
鹿　茸	补肾阳，强筋骨，益精血，调冲任，托疮毒
淫羊藿	补肾阳，强筋骨，祛风湿
巴戟天	补肾阳，强筋骨，祛风湿
仙　茅	补肾阳，强筋骨，祛寒湿

注意：淫羊藿、巴戟天和仙茅功效相似，药性有区别，巴戟天微温，淫羊藿温，仙茅热。

药名	功效
香加皮	祛风湿，　　　　　强筋骨，利水消肿（利水渗湿药）
五加皮	祛风湿，补肝肾，强筋骨，利水消肿（祛风湿药）
牛　膝	补肝肾，强筋骨，利尿通淋，活血通经，引血下行（活血化瘀药）
狗　脊	祛风湿，补肝肾，强腰膝（祛风湿药）
桑寄生	祛风湿，补肝肾，强筋骨，安胎（祛风湿药）
杜　仲	补肝肾，强筋骨，安胎
续　断	补肝肾，强筋骨，安胎，续折伤，止崩漏
肉苁蓉	补肾阳，益精血，润肠通便
锁　阳	补肾阳，益精血，润肠通便
沙苑子	补肾助阳，固精缩尿，养肝明目
补骨脂	补肾助阳，固精缩尿，温脾止泻，纳气平喘，外用消风祛斑
益智仁	补肾助阳，固精缩尿，温脾止泻，开胃摄唾
菟丝子	补益肝肾，固精缩尿，明目，止泻，安胎，外用消风祛斑
紫河车	温肾补精，益气养血
核桃仁	补肾，温肺，润肠
蛤　蚧	补益肺肾，纳气平喘，助阳益精
冬虫夏草	补益肺肾，止血化痰

补血药

药名	功效
当 归	活血补血，调经止痛，润肠通便
鸡血藤	活血补血，调经止痛，舒筋活络（活血化瘀药）
熟地黄	补血滋阴，益精填髓
生地黄	清热凉血，养阴生津（清热药）
白 芍	养血调经，敛阴止汗，柔肝止痛，平抑肝阳
阿 胶	补血止血，滋阴润肺
何首乌	补肝肾，益精血，乌须发，强筋骨，化浊降脂（制用）；解毒，消痈，截疟，润肠通便（生用）
首乌藤	养血安神，祛风通络（安神药）
大 枣	养血安神，补中益气（补气药）
龙眼肉	养血安神，补益心脾

补阴药

药名	功效
北沙参	养阴清肺，益胃生津
南沙参	养阴清肺，益胃生津，补气，化痰
石 斛	养阴清热，益胃生津
麦 冬	养阴润肺，益胃生津，清心除烦
百 合	养阴润肺，清心安神
天 冬	养阴润燥，清肺生津
玉 竹	养阴润燥，生津止渴
黄 精	补气养阴，补脾肺肾

药名	功效
山 药	补脾养胃，生津益肺，补肾涩精（补气药）
枸杞子	滋补肝肾，益精明目
墨旱莲	滋补肝肾，凉血止血
女贞子	滋补肝肾，乌发明目
桑 枝	祛风湿，利关节（祛风湿药）
桑 叶	疏散风热，清肺润燥，平抑肝阳，清肝明目（解表药）
桑白皮	泻肺平喘，利水消肿（化痰止咳平喘药）
桑 椹	滋阴补血，润燥生津
龟 甲	滋阴潜阳，益肾健骨，养血补心，固经止崩
鳖 甲	滋阴潜阳，退热除蒸，软坚散结

第三步 归纳总结

补气药

人 参 （1997-37、1997-142，重点掌握）注意：

（1）为拯危救脱之要药，治元气虚脱证（独参汤、参附汤）。

（2）治肺、脾、肾、心气虚证（补肺汤、四君子汤、人参蛤蚧汤、天王补心丹）。

（3）治热病津伤口渴及消渴证。

（4）治气血亏虚，久病虚赢（八珍汤）。

（5）常与祛邪药同用，起扶正祛邪之效。

（6）另煎兑服，不宜与藜芦、五灵脂同用。

党 参 （2001-140）注意：

（1）性味归经：甘，平，归脾、肺经。

（2）可用于脾肺气虚，气血两虚，气津两伤证。

（3）不宜与藜芦同用。

西洋参 （1998-33、2015-38）注意：

（1）补气养阴，治气阴两脱证，肺、心、脾气虚及阴虚证。

（2）清热生津，治热病气虚津伤口渴及消渴证。

（3）不宜与藜芦同用。

太子参 （2009-39）注意：

（1）为补气药中的清补之品，适用于不宜温补者。

（2）"诸参辛芍叛藜芦"，但太子参不反藜芦。

黄　芪 （2004-39、2012-143、2014-40、2023-128）注意：

（1）为补脾气之要药，治脾气虚证（补中益气汤、归脾汤）；治气虚水肿之要药（防己黄芪汤）；治脾虚不能布津之消渴（玉液汤）。

（2）治肺气虚证（补肺汤）。

（3）治气虚自汗（牡蛎散、玉屏风散）。

（4）治气虚血滞，中风后遗症（补阳还五汤）。

（5）治气血亏虚（当归补血汤）。

（6）治疮疡难溃难敛（托里透脓散、十全大补汤）。

（7）治炙黄芪功能益气补中，用于气虚乏力、食少便溏等症。

白　术 （2006-42、2010-40、2012-143、2022-127、2023-128）
注意：

（1）为"脾脏补气健脾第一要药"，治脾虚食少（四君子汤），脾虚痰饮（苓桂术甘汤），脾虚带下（完带汤）。

（2）治气虚自汗（玉屏风散）。

（3）治脾虚胎动不安（泰山磐石散）。

（4）麸炒可增强补气健脾止泻作用。

山　药 （2006-126、2022-127）注意：

（1）性味归经：甘、平，归脾、肺、肾经。

（2）治脾虚食少，久泻不止（参苓白术散），白带过多

（完带汤）。

(3) 治肺虚喘咳。

(4) 治肾虚遗精，带下，尿频。

(5) 治消渴气阴两虚证（玉液汤）。

(6) 补脾、肺、肾之气，滋脾、肺、肾之阴。

(7) 麸炒山药补脾健胃，用于脾虚食少，泄泻便溏，白带过多。

甘草（2002-40、2004-129、2013-40、2023-126）注意：

(1) 补脾益气，治脾胃虚弱。

(2) 补益心气，益气复脉，治心气不足，心悸，脉结代（炙甘草汤）。

(3) 清热解毒，治痈肿疮毒，咽喉肿痛。

(4) 祛痰止咳，治咳嗽痰多。

(5) 缓急止痛，治脘腹、四肢挛急疼痛（芍药甘草汤）。

(6) 调和药性，缓解药物毒性、烈性。

(7) 甘草不宜与大戟、甘遂、芫花、海藻同用。

(8) 有助湿壅气之弊，湿盛胀满、水肿者不宜用。

(9) 炙甘草功能补脾和胃，益气复脉，用于脾胃虚弱，倦怠乏力，心动悸，脉结代。

白扁豆（1996-108、2022-127）注意：

(1) 治脾胃虚弱，大便溏泻，白带过多。

(2) 和中消暑，治暑湿（香薷散）。

(3) 炒白扁豆健脾化湿，用于脾虚泄泻，白带过多。

大枣（从未考过，重点掌握）注意：

(1) 治脾虚证及妇人脏躁，失眠（甘麦大枣汤）。

(2) 能缓和葶苈子、甘遂、大戟、芫花的峻烈之性和毒性（十枣汤、葶苈大枣泻肺汤）。

刺五加（2020-134）注意：

(1) 归经：归脾、肺、心、肾经。

（2）补气健脾，补肾安神，可补脾、肺、心、肾之气。

绞股蓝（2008-96）注意：

补气健脾，化痰止咳，清热解毒。可治脾气虚证、肺气虚咳嗽以及热毒之证。

红景天（2008-95）注意：

益气活血，通脉平喘。可治脾气虚证、肺阴虚咳嗽以及跌打损伤之瘀血证。

沙　棘（从未考过，重点掌握）注意：

健脾消食，化痰止咳，活血化瘀。可治脾虚食少、咳嗽痰多以及胸痹心痛、跌打损伤、妇女月经不调等多种瘀血证。

补阳药

鹿　茸（2001-139、2019-130）注意：

（1）研末冲服，1~2 g。

（2）凡热证均当忌服。

（3）服用本品宜从小量开始，缓缓增加，不可骤用大量，以免阳升风动，头晕目赤，或伤阴动血。

紫河车（1995-141、2003-129、2004-102、2007-39）注意：

（1）补肺气，益肾精，纳气平喘，治肺肾虚喘。

（2）研末吞服，2~3 g。

巴戟天、淫羊藿、仙茅（2000-138）注意：

三药功效一样，都能补肾阳，强筋骨，祛风湿。但药性有区别，仙茅更温，为了显示区别，教材中记录的淫羊藿和巴戟天的功效都是祛风湿，而仙茅是祛寒湿。

杜　仲（2000-109、2023-130）注意：

（1）善治各种腰痛。

（2）炒用破坏其胶质，利于有效成分煎出，比生用效果好。

（3）本品为温补之品，阴虚火旺者慎用。

续　断　（2011-40）注意：

（1）续折伤，为伤科常用药。

（2）可固本安胎，止崩漏。

肉苁蓉、锁阳　（1993-139）功效相同：

补肾阳，益精血，润肠通便。

补骨脂　（2000-137、2010-149、2012-41、2014-97、2025-132）功效：

补肾助阳，固精缩尿，温脾止泻，纳气平喘，外用消风祛斑。

益智仁　（2000-137、2010-149、2012-41、2014-97）功效：

补肾助阳，固精缩尿，温脾止泻，开胃摄唾。

补骨脂、益智仁鉴别用药： 二者均能补肾助阳、固精缩尿、温脾止泻，都可用治肾阳不足的遗精滑精，遗尿尿频，脾肾阳虚之泄泻不止，常相须为用。补骨脂助阳的力量强，作用偏于肾，长于补肾壮阳，肾阳不足、命门火衰的腰膝冷痛、阳痿等症，补骨脂多用，也可用治肾不纳气的虚喘，能补肾阳而纳气平喘；益智仁则助阳之力较补骨脂为弱，作用偏于脾，长于温脾开胃摄唾，中气虚寒、食少多唾、小儿流涎不止、腹中冷痛者，益智仁多用。

菟丝子　（2000-137、2001-138、2014-98、2018-127、2025-132）注意：

（1）归经：归肝、肾、脾经。

（2）功效：补益肝肾，固精缩尿，明目，止泻，安胎，外用消风祛斑。

（3）为平补阴阳之药。

沙苑子 （2001-138、2014-98）功效：

补肾助阳，固精缩尿，养肝明目。

蛤　蚧 （1996-141）功效：

补益肺肾，纳气平喘，助阳益精。

冬虫夏草 （1996-141、2016-38）功效：

补益肺肾，止血化痰。

核桃仁 （1996-141）功效：

补肾，温肺，润肠。

蛤蚧、核桃仁、冬虫夏草鉴别用药：三者皆善补肺益肾而定喘咳，用于肺肾两虚之喘咳。蛤蚧补益力强，偏补肺气，尤善纳气平喘，为肺肾虚喘之要药，兼益精血；核桃仁补益力缓，偏助肾阳，温肺寒，用于阳虚腰痛及虚寒喘咳，兼润肠通便；冬虫夏草平补肺肾阴阳，兼止血化痰，用于久咳虚喘，劳嗽痰血，为诸劳虚损调补之要药。

补血药

当　归 （2003-130、2007-168、2010-147）注意：

（1）为补血圣药，治血虚证（四物汤、当归补血汤）。

（2）为妇科补血活血、调经止痛之要药（温经汤、逍遥散）。

（3）治虚寒性腹痛（当归生姜羊肉汤、当归建中汤）。

（4）治跌打损伤、瘀血作痛（复元活血汤、活络效灵丹）。

（5）治痈疽疮疡（仙方活命饮、四妙勇安汤）。

（6）治风寒痹痛（蠲痹汤）。

（7）润肠通便，治血虚肠燥便秘（济川煎）。

（8）湿盛中满、大便泄泻者忌服。

熟地黄 （从未考过，重点掌握）注意：

（1）"大补血虚不足""大补五脏真阴"，为治疗<u>血虚证、肝肾阴虚证</u>之要药。

（2）本品性<u>黏腻</u>，有碍消化，凡气滞痰多、脘腹胀满、食少便溏者忌服，重用、久服宜与陈皮、砂仁等同用，以免黏腻碍胃。

白　芍 （1997-108，重点掌握）注意：

（1）性味归经：苦、酸，微寒，归肝、脾经。

（2）<u>养血调经</u>，治血虚萎黄，月经不调（四物汤）。

（3）<u>敛阴止汗</u>，治自汗，盗汗（桂枝汤）。

（4）<u>平抑肝阳</u>，治肝阳上亢，头痛眩晕（镇肝熄风汤）。

（5）<u>柔肝止痛</u>，治血虚肝郁，胁肋疼痛（逍遥散），治痢疾腹痛（芍药汤）；治脾虚肝旺，腹痛泄泻（痛泻要方）；治四肢挛急疼痛（芍药甘草汤）。

阿　胶 （2011-148）注意：

（1）为<u>补血要药、止血要药</u>，尤善治出血而致血虚者，治吐血尿血，便血崩漏，妊娠胎漏（胶艾汤、黄土汤）。

（2）治<u>肺燥咳嗽</u>，劳嗽带血（清燥救肺汤、补肺阿胶汤）。

（3）治热病伤阴，<u>心烦失眠</u>（黄连阿胶汤）。

（4）治<u>阴虚风动</u>，手足瘛疭（大定风珠）。

（5）烊化兑服，本品黏腻，有碍消化，故脾胃虚弱者慎用。

何首乌 （2015-29、2021-132、2024-132）注意：

（1）制何首乌，补肝肾、益精血、强筋骨、乌须发、化浊降脂，治血虚萎黄，眩晕耳鸣，须发早白，腰膝酸软，肢体麻木，崩漏带下，以及高脂血症。

（2）生何首乌，解毒、消痈、截疟、润肠通便，治疮痈，瘰疬，风疹瘙痒，疟疾，肠燥便秘。

（3）煎服，制何首乌 6～12 g，生何首乌 3～6 g。

（4）湿痰较重、大便溏泄者不宜用。

> **总 结**
>
> 　　可化浊降脂而治高脂血症的药物：山楂、泽泻、制何首乌、银杏叶。

龙眼肉（从未考过，重点掌握）功效：

补益心脾，养血安神。

补阴药

北沙参、南沙参（2019-27）注意：

（1）两药均可养阴清肺，益胃生津。

（2）北沙参清养肺胃作用稍强，肺胃阴虚有热者较为多用。南沙参补气化痰，较宜于气阴两伤及燥痰咳嗽者，南沙参对热病后期，气阴两虚而余热未清不受温补者尤为适宜。

百 合（2020-26）注意：

（1）阴虚燥咳，劳嗽痰血（百合固金汤）。

（2）胃阴虚证。

（3）阴虚有热之失眠心悸及百合病。

（4）清心安神宜生用，止咳宜蜜炙用。

麦 冬（2005-93、2016-143、2025-93）注意：

（1）善于养肺阴，治肺燥干咳，阴虚劳嗽，喉痹咽痛。

（2）益胃生津，治胃阴不足，津伤口渴（益胃汤），胃阴不足之呕吐（麦门冬汤）；治肠燥便秘（增液汤），治内热消渴。

（3）治心阴虚有热之心烦失眠（天王补心丹），治热扰心营，心烦失眠（清营汤）。

天 冬 （2016-143、2025-92）注意：

（1）养阴润燥，清肺生津，治肺燥干咳。
（2）滋肾阴，兼能降虚火，适宜于肾阴亏虚之眩晕、耳鸣、腰膝酸痛及阴虚火旺之骨蒸潮热、内热消渴。
（3）治热病伤津之食欲不振、口渴及肠燥便秘。

天冬、麦冬鉴别用药： 二者皆能养阴清肺热、润燥生津，同治肺热燥咳、阴虚劳嗽咯血，内热消渴及津枯肠燥便秘。天冬清肺热、养肺阴的作用强于麦冬，且滋肾阴，善治肾阴亏虚之骨蒸潮热、盗汗、遗精等；麦冬可益胃生津，清心除烦，善治温热病或久病津伤之口干舌燥，阴虚有热或温病热入心营之神烦少寐等。

石 斛 （1993-86、2022-132）注意：

（1）长于滋养胃阴，生津止渴，兼能清胃热，主治热病伤津，口干烦渴，舌干苔黑之证。
（2）滋肾阴，兼降虚火，适用于肾阴亏虚之目暗不明、筋骨痿软及阴虚火旺，骨蒸劳热等证。

玉 竹 （从未考过，重点掌握）主治：

（1）肺胃阴虚证，内热消渴。
（2）阴虚外感（加减葳蕤汤）。

黄 精 （1996-136、2017-128）功效：

补气养阴，补脾肺肾。

枸杞子 （从未考过，重点掌握）功效：

滋补肝肾，益精明目。

墨旱莲 （从未考过，重点掌握）功效：

滋补肝肾，凉血止血。

女贞子（从未考过，重点掌握）功效：

滋补肝肾，乌发明目。

桑 椹（2005-92）功效：

滋阴补血，润燥生津。

龟 甲（2009-97、2009-98、2010-148、2015-149、2021-92）注意：

（1）滋阴潜阳，治阴虚阳亢（镇肝熄风汤），阴虚内热（大补阴丸），阴虚风动（大定风珠）。

（2）益肾健骨，治肾虚骨痿，囟门不合（虎潜丸）。

（3）养血补心，治阴血亏虚之惊悸、失眠、健忘。

（4）固经止崩，尤宜于阴虚血热、冲任不固之崩漏、月经过多。

（5）先煎，孕妇慎用，脾胃虚寒者忌服。

鳖 甲（2010-148、2021-93、2025-128）注意：

（1）滋阴潜阳，退热除蒸，可用于阴虚阳亢、阴虚内热（青蒿鳖甲汤）、阴虚风动诸证。

（2）软坚散结，治血滞经闭，癥瘕积聚，久疟疟母（鳖甲煎丸）。

（3）先煎，孕妇慎用，脾胃虚寒者忌服。

龟甲、鳖甲鉴别用药： 二者均能滋阴潜阳，为治阴虚发热、阴虚阳亢及阴虚风动等证之常用药。龟甲滋养之功胜于鳖甲，又善于益肾健骨，常用治肾虚骨痿、小儿囟门不合等证；并能养血补心，以治心虚惊悸、失眠、健忘等证；尚可固经止血，以治阴虚血热、冲任不固之崩漏、月经过多等。鳖甲退虚热之功优于龟甲，为治阴虚发热之要药；且善于软坚散结，常用于经闭癥瘕、久疟疟母。

第十八章　收涩药

考点分析

　　凡以收敛固涩为主要功效，常用以治疗各种滑脱病证的药物称为收涩药。本类药物味多酸涩，性温或平，主入肺、脾、肾、大肠经，分别具有固表止汗、敛肺止咳、涩肠止泻、固精缩尿、收敛止血、收涩止带等作用。**"收敛固涩"的内涵，具体来说有 7 个作用：止咳/喘、止汗、止尿、止精、止泻/痢、止带、止血。**收涩药主要用于久病体虚、正气不固、脏腑功能衰退所致的自汗、盗汗（2019-19）、久咳虚喘、久泻久痢、遗精滑精、遗尿尿频、崩带不止、带下不止等滑脱不禁的病证。收涩药性涩敛邪，故凡表邪未解，湿热所致之泻痢、带下，血热出血，以及郁热未清者，均不宜用，误用有"闭门留寇"之弊。但某些收涩药除收涩作用之外，兼有清湿热、解毒等功效，如**五倍子、椿皮**，则又当分别对待。

　　根据药性及临床主治的不同，收涩药可分为**固表止汗药、敛肺涩肠药、固精缩尿止带药**三类。

> **固表止汗药：麻黄根。**
> **敛肺涩肠药：五味子、乌梅、五倍子、罂粟壳、诃子、石榴皮、肉豆蔻、赤石脂、禹余粮。**
> **固精缩尿止带药：山茱萸、覆盆子、桑螵蛸、金樱子、海螵蛸、莲子、芡实、椿皮、鸡冠花。**

仿真题

1.（单选题）内服须煨熟去油用的是（　　　）
　　A. 覆盆子　　B. 肉豆蔻　　　C. 五倍子　　　D. 莲子

2. （单选题）涩肠止泻宜煨用，敛肺清热、利咽开音宜生用的药物是（　　）

    A. 诃子   B. 五倍子

    C. 五味子   D. 金樱子

3. （单选题）止咳宜蜜制，止痛宜醋制的药物是（　　）

    A. 乌梅   B. 罂粟壳

    C. 五味子   D. 五倍子

4. （单选题）赤石脂、禹余粮均具有的功效是（　　）

    A. 固精止遗   B. 收敛止血

    C. 敛汗固脱   D. 敛疮生肌

5. （多选题）石榴皮的功效有（　　）

    A. 涩肠止泻   B. 收敛止血

    C. 收涩止带   D. 杀虫

6. （多选题）可固精缩尿的是（　　）

    A. 海螵蛸   B. 山茱萸

    C. 桑螵蛸   D. 覆盆子

7. （多选题）治肝肾不足，目暗不明，可用的是（　　）

    A. 菟丝子   B. 枸杞子

    C. 女贞子   D. 覆盆子

8. （多选题）具有涩肠止泻功效的药物是（　　）

    A. 金樱子   B. 覆盆子

    C. 五倍子   D. 五味子

参考答案：1~4 BABB   5~8 ABCD BCD ABCD ACD

知识点总结

第一步 背目录

麻黄根；五乌五，罂诃石，肉赤禹；山覆桑金海，莲芡椿鸡。

第二步　对比记忆

固表止汗药

药名	功效
麻黄根	固表止汗

敛肺涩肠药

药名	功效
罂粟壳	敛肺止咳，涩肠止泻，止痛
乌　梅	敛肺止咳，涩肠止泻，安蛔止痛，生津止渴/炒炭止血
诃　子	敛肺止咳，涩肠止泻，降火利咽
五倍子	敛肺降火，涩肠止泻，敛汗，固精止遗，收敛止血，收湿敛疮/解毒消肿
五味子	收敛固涩，益气生津，补肾宁心
豆　蔻	化湿行气，温中止呕，开胃消食（化湿药）
草豆蔻	燥湿行气，温中止呕（化湿药）
肉豆蔻	涩肠止泻，温中行气
石榴皮	涩肠止泻，止带，收敛止血，驱虫
赤石脂	涩肠止泻，止带，收敛止血，生肌敛疮
禹余粮	涩肠止泻，止带，收敛止血

固精缩尿止带药

药名	功效
吴茱萸	散寒止痛，降逆止呕，助阳止泻（温里药）

药名	功效
山茱萸	补益肝肾，收涩固脱
覆盆子	固精缩尿，养肝明目，补益肝肾
金樱子	固精缩尿，固崩止带，涩肠止泻
桑螵蛸	固精缩尿，补肾助阳
海螵蛸	固精止带，收敛止血，制酸止痛，收湿敛疮
莲 子	益肾固精，补脾止泻，止带，养心安神
芡 实	益肾固精，补脾止泻，除湿止带
秦 皮	清热燥湿，收涩止带，止痢，清肝明目（清热药）
椿 皮	清热燥湿，收涩止带，止血，止泻
鸡冠花	收敛止带，止血，止痢

第三步　归纳总结

固表止汗药

麻黄根（从未考过，重点掌握）注意：

为固表止汗之要药。

敛肺涩肠药

五味子（2005-124、2006-124、2012-144、2015-150、2020-135）
主治：

（1）5 止：止咳喘（治疗久咳虚喘之要药）、止汗、止泻、止精、止尿。

（2）治热伤气阴，汗多口渴（生脉散），治消渴（玉液汤）。

（3）治心悸、失眠、多梦（天王补心丹）。

乌　梅 （2009-40、2021-134、2024-27）注意：

（1）3 止：止咳（九仙散）、止泻（乌梅丸）、止血（炒炭能固冲止漏，治崩漏、便血）。

（2）安蛔（乌梅丸）。

（3）治消渴。

（4）止泻、止血宜炒炭用。

五倍子 （2006-124、2013-150、2015-150）注意：

（1）5 止：止咳、止汗、止泻、止精、止血。

（2）清肺降火，治肺热咳嗽。

（3）收湿敛疮，解毒消肿，治痈肿疮毒，皮肤湿烂。

（4）治消渴。

罂粟壳 （2011-41、2022-27）注意：

（1）2 止：止咳（九仙散）、止泻（真人养脏汤）。

（2）有良好的止痛作用。

（3）止咳宜蜜制，止痛宜醋制。

石榴皮 （2019-24）注意：

（1）3 止：止泻、止血、止带。

（2）可治虫积腹痛。

诃　子 （2002-143、2021-134、2023-24）注意：

（1）2 止：止咳、止泻（为治疗久泻久痢之常用药）。

（2）利咽开音，为治失音之要药。

（3）涩肠止泻宜煨用，敛肺清热、利咽开音宜生用。

肉豆蔻 （2000-108）注意：

（1）1 止：止泻（为治疗虚寒性泻痢之要药，如四神丸）。

（2）治胃寒胀满，食少呕吐。

（3）内服须煨制去油用。

赤石脂 （2002-109、2015-39、2025-133）注意：

（1）3 止：止泻（为治疗久泻久痢、下痢脓血之常用药，如赤石脂禹余粮汤）、止血、止带。

（2）**先煎，不宜与肉桂同用，孕妇慎用。**

禹余粮 （2015-39）注意：

（1）3 止：止泻、止血、止带。

（2）**先煎，孕妇慎用。**

固精缩尿止带药

山茱萸 （2011-149、2012-144）注意：

（1）**4 止**：止精、止尿、止汗、止血。

（2）补益肝肾，既能益精，又可助阳，为**平补阴阳之要药**，治肝肾阴虚，腰膝酸软，头晕耳鸣（六味地黄丸）。

（3）治遗精滑精，遗尿尿频。

（4）治崩漏，月经过多（固冲汤）。

（5）治大汗不止，体虚欲脱，**为防止元气虚脱之要药。**

（6）治消渴。

覆盆子 （2002-41、2014-150、2015-150）注意：

（1）2 止：止精、止尿。

（2）益肝肾**明目**。

桑螵蛸 （2004-130、2014-150）注意：

（1）2 止：止精、止尿。

（2）为治疗**肾虚不固之遗精滑精、遗尿尿频、白浊之良药**。

（3）补肾助阳，可治肾虚阳痿。

海螵蛸 （2007-178）注意：

（1）3 止：止精、止带、止血。

（2）治胃痛吞酸，湿疹湿疮，溃疡不敛。

金樱子 （2014-142、2015-150）注意：

4 止：止精、止尿、止带、止泻。

莲 子 （1991-108、2008-143、2012-144、2014-150）注意：

（1）3 止：止精（金锁固精丸）、止带、止泻（参苓白术
　　　散）。
（2）养心安神，治心悸失眠。

芡 实 （2007-129、2008-143、2012-144、2014-150）注意：

（1）3 止：止精（金锁固精丸）、止带（易黄汤）、止泻。
（2）益肾健脾，收敛固涩，除湿止带，为治疗带下证之
　　　佳品，不仅治虚证带下不止，还可治实证湿热带下
　　　（易黄汤）；

芡实、莲子鉴别用药： 二者均补肾固精、健脾止泻、止带，
且补中兼涩，均可治肾虚遗精遗尿，脾虚食少泄泻，脾肾
两虚之带下不止。芡实益脾肾固涩之中，又能除湿止带，
故为虚、实带下证之常用药物。莲子养心安神，可治心悸
失眠。

椿 皮 （2007-123）注意：

（1）性味归经：苦、涩、寒，归大肠、胃、肝经。
（2）3 止：止带、止泻、止血。
（3）清热燥湿，又收敛止带，为止带常用药，治赤白
　　　带下。
（4）既清热燥湿，又收敛止泻，治久泻久痢，湿热泻痢。
（5）治崩漏经多，便血痔血，尤宜于血热崩漏、便血者。

鸡冠花 （新增考点，还未考过）注意：

3 止：止带、止血、止痢。

总结

收敛固涩药一般用于久咳、久泻等病程较长之虚证，实证不宜使用，有"闭门留寇"之弊。有 3 个特例，可用于实证：五倍子，性寒，清肺降火，可治肺热咳嗽；芡实除湿止带，可治湿热带下；椿皮，性寒，清热燥湿，可治湿热带下，湿热泻痢。

止咳：五味子、五倍子、乌梅、罂粟壳、诃子。

止汗：五味子、五倍子、山茱萸、麻黄根。

止精：五味子、五倍子、山茱萸、覆盆子、桑螵蛸、金樱子、海螵蛸、莲子、芡实。

止泻：五味子、乌梅、五倍子、罂粟壳、诃子、石榴皮、肉豆蔻、赤石脂、禹余粮、金樱子、莲子、芡实、椿皮。

止血：乌梅、五倍子、石榴皮、赤石脂、禹余粮、山茱萸、海螵蛸、椿皮、鸡冠花。

止尿：山茱萸、覆盆子、桑螵蛸、金樱子、芡实。

止带：石榴皮、赤石脂、禹余粮、金樱子、海螵蛸、莲子、芡实、椿皮、鸡冠花。

第十九章 涌吐药

考点分析

凡以促使呕吐为主要功效，常用以治疗毒物、宿食、痰涎等停滞在胃脘或胸膈以上所致病证的药物，称为涌吐药。

涌吐药总共有以下 3 味。

常山、瓜蒂、胆矾。

仿真题

1. （单选题）可治疗疟疾的是（　　）
   A. 瓜蒂　　　B. 常山　　　C. 胆矾　　　D. 硫黄
2. （单选题）外用解毒杀虫疗疮，内服补火助阳通便的是（　　）
   A. 雄黄　　　B. 白矾　　　C. 胆矾　　　D. 硫黄
3. （单选题）具有解毒收湿、祛腐蚀疮功效的药物是（　　）
   A. 升药　　　B. 硫黄　　　C. 瓜蒂　　　D. 胆矾
4. （多选题）能涌吐风痰，治癫痫的是（　　）
   A. 常山　　　B. 瓜蒂　　　C. 胆矾　　　D. 皂荚
5. （多选题）关于常山的用法，叙述正确的是（　　）
   A. 煎服，4.5~9 g
   B. 涌吐可生用，截疟宜酒制用
   C. 治疟宜在发作前半天或 2 小时服用
   D. 体虚者及孕妇不宜用
6. （多选题）涌吐药的适应范围包括（　　）
   A. 误食毒物，停留胃中　　　B. 宿食停滞，胃脘胀痛
   C. 痰壅胸膈，呼吸急促　　　D. 痰蒙清窍，癫痫

参考答案：1~3　BDD　　4~6　BCD ABCD ABCD

知识点总结

第一步　背目录

常瓜胆。

第二步　对比记忆

药名	功效
瓜　蒂	涌吐痰食，祛湿退黄
常　山	涌吐痰涎，截疟
胆　矾	涌吐痰涎，解毒收湿，祛腐蚀疮
白　矾	外用解毒杀虫，燥湿止痒，内服止血止泻，祛除风痰（攻毒杀虫止痒药）

第三步　归纳总结

常　山（2007-126、2008-148）注意：

治胸中痰饮证，疟疾。

> **总结**
>
> 　　能治疟疾的药物：砒石、柴胡、仙鹤草、常山、槟榔、鸦胆子、何首乌、青蒿等。

瓜　蒂（2010-41、2012-42、2016-41）注意：

治风痰、宿食停滞及食物中毒诸证，湿热黄疸。

胆 矾 （2014-41）注意：

内服治喉痹、癫痫、误食毒物，外用治风眼赤烂、口疮、牙疳、胬肉、疮疡。

第二十章　攻毒杀虫止痒药

考点分析

凡以攻毒疗疮、杀虫止痒为主要功效的药物，称为攻毒杀虫止痒药。本类药物以外用为主，兼可内服，主要适用于外科、皮肤科、五官科病证，如痈肿疔毒、疥癣、湿疹湿疮、聤耳、梅毒、虫蛇咬伤等。

攻毒杀虫止痒药总共有以下 8 味。

> 雄黄、硫黄、白矾、蛇床子、蟾酥、土荆皮、蜂房、大蒜。

仿真题

1. （单选题）可攻毒杀虫，祛风止痛的是（　　　）
   A. 蜂房　　　B. 土荆皮　　　C. 大蒜　　　　D. 蟾酥
2. （单选题）下列不属于硫黄主治病证的是（　　　）
   A. 疥癣秃疮　B. 虚喘冷哮　　C. 虫积腹痛　　D. 虚寒便秘
3. （单选题）外用不可入目的药物是（　　　）
   A. 硼砂　　　B. 炉甘石　　　C. 蟾酥　　　　D. 冰片
4. （单选题）功专杀虫止痒的药物是（　　　）
   A. 雄黄　　　B. 硫黄　　　　C. 土荆皮　　　D. 蛇床子
5. （多选题）下列药物不能同用的是（　　　）
   A. 巴豆与千金子　　　　　B. 芒硝与硫黄
   C. 赤石脂与肉桂　　　　　D. 密陀僧与狼毒
6. （多选题）蟾酥的功效是（　　　）
   A. 解毒　　　B. 止痛　　　　C. 开窍醒神　　D. 生肌敛疮
7. （多选题）治疗疥癣，常选用的药物有（　　　）
   A. 雄黄　　　B. 硫黄　　　　C. 白矾　　　　D. 蟾酥

8.（多选题）治疗痈肿疮疡，宜选用的药物是（　　）

　　A. 蛇床子　　B. 雄黄　　　　C. 大蒜　　　　D. 白矾

参考答案： 1~4　ACCC　　5~8　BCD ABC ABC BCD

知识点总结

第一步　背目录

硫雄白蛇，蟾土蜂蒜。

第二步　对比记忆

药名	功效
牛　黄	清热解毒，凉肝息风，清心豁痰，开窍醒神（平肝息风药）
大　黄	泻下攻积，清热泻火，凉血解毒，逐瘀通经，利湿退黄（泻下药）
雄　黄	解毒杀虫，燥湿祛痰，截疟
硫　黄	外用解毒杀虫疗疮，内服补火助阳通便
白　矾	外用解毒杀虫，燥湿止痒，内服止血止泻，祛除风痰
胆　矾	涌吐痰涎，解毒收湿，祛腐蚀疮（涌吐药）
蛇床子	杀虫止痒，燥湿祛风，温肾壮阳
土荆皮	杀虫止痒，疗癣
大　蒜	解毒消肿，杀虫，止痢，健脾温胃
蜂　房	攻毒杀虫，祛风止痛
蟾　酥	开窍醒神，解毒止痛
麝　香	开窍醒神，消肿止痛，活血通经（开窍药）
苏合香	开窍醒神，祛寒止痛，辟秽（开窍药）
冰　片	开窍醒神，清热止痛（开窍药）
牛　黄	开窍醒神，清热解毒，凉肝息风，清心豁痰（平肝息风药）

第三步　归纳总结

雄　黄　（2001-31、2022-134、2024-134）注意：

（1）治痈肿疔疮，湿疹疥癣，虫蛇咬伤，虫积腹痛，惊痫，疟疾。

（2）内服入丸散，0.05～0.1 g，孕妇禁用，切忌火煅。

硫　黄　（2011-42、2020-27、2024-134、2025-133）注意：

（1）外用治疥癣，湿疹，阴疽疮疡，尤为治疗疥疮的要药。

（2）乃纯阳之品，入肾经大补命门之火而助元阳，可用于肾阳衰微，下元虚冷诸证，内服治肾虚阳痿，虚喘冷哮（黑锡丹），虚冷便秘。

（3）炮制后入丸散服，1.5～3 g，阴虚火旺者忌服，孕妇慎用，不宜与芒硝同用。

白　矾　（2009-41、2022-134、2024-134）注意：

（1）收湿止痒，治湿疹、疥癣、脱肛、痔疮、疮疡、聘耳流脓，尤宜于疮面湿烂或瘙痒者。

（2）收敛止血，治便血，衄血，崩漏。

（3）涩肠止泻，治久泻久痢。

（4）除风痰，治癫痫。

（5）去湿退黄，治湿热黄疸。

（6）内服入丸散，0.6～1.5 g。

蛇床子　（2010-50、2012-50）注意：

（1）治阴部湿痒、湿疹、疥癣，为皮肤科和妇科常用药。

（2）治寒湿带下，湿痹腰痛。

（3）治肾虚阳痿，宫冷不孕。

蟾　酥　（2007-128、2017-20、2025-131）注意：

（1）有良好的解毒消肿、麻醉止痛作用，可用于痈疽疔疮，瘰疬，咽喉肿痛，牙痛。

（2）开窍醒神，治中暑神昏，痧胀腹痛吐泻。

（3）内服入丸散，0.015~0.03 g，外用不可入目，本品有毒，孕妇慎用。

土荆皮　（2013-41、2021-131）注意：

（1）治多种癣病，湿疹，皮炎，皮肤瘙痒。

（2）只供外用，不可内服。

大　蒜　（2022-134）主治：

（1）痈肿疔毒，疥癣。

（2）痢疾，泄泻，肺痨，顿咳。

（3）钩虫病，蛲虫病。

（4）健脾温胃，增强食欲，治脘腹冷痛，食欲减退，饮食不消。

蜂　房　（新增考点，还未考过）主治：

（1）疮疡肿毒，乳痈，瘰疬，癌肿。

（2）皮肤顽癣，鹅掌风，牙痛，风湿痹痛。

第二十一章　拔毒化腐生肌药

考点分析

凡以拔毒化腐、生肌敛疮为主要功效的药物，称为拔毒化腐生肌药。主要适用于痈疽疮疡溃后脓出不畅，或溃后腐肉不去，新肉难生，伤口难以生肌愈合之证，以及癌肿，梅毒。

拔毒化腐生肌药总共有以下6味。

红粉、轻粉、砒石、铅丹、炉甘石、硼砂。

仿真题

1. （单选题）外用攻毒杀虫，内服逐水通便的药物是（　　）
   A. 升药　　B. 轻粉　　C. 砒石　　D. 铅丹

2. （单选题）外用清热解毒，内服清肺化痰的药物是（　　）
   A. 朱砂　　B. 雄黄　　C. 珍珠　　D. 硼砂

3. （单选题）外用拔毒生肌，杀虫止痒，内服坠痰镇惊的是（　　）
   A. 红粉　　B. 铅丹　　C. 轻粉　　D. 砒石

4. （多选题）硼砂可用于治疗的病证是（　　）
   A. 咽喉肿痛　B. 口舌生疮　　C. 溃疡不收　　D. 目赤翳障

5. （多选题）炉甘石可用治（　　）
   A. 湿疮瘙痒　B. 溃疡不敛　　C. 目赤翳障　　D. 咽喉肿痛

6. （多选题）关于红粉的用法，叙述正确的是（　　）
   A. 只供外用，不可内服
   B. 多用纯品
   C. 多配煅石膏外用
   D. 宜用于外疡腐肉已去或脓水已尽者

参考答案：1~3　BDB　　4~6　ABD ABC AC

知识点总结

第一步　背目录

红轻砒，铅炉硼。

第二步　对比记忆

药名	功效
红　粉	拔毒，除脓，去腐，生肌
轻　粉	外用杀虫，攻毒，敛疮，内服祛痰消积，逐水通便
砒　石	外用攻毒杀虫，蚀疮去腐，内服劫痰平喘，攻毒抑癌
铅　丹	外用拔毒生肌，杀虫止痒，内服坠痰镇惊
炉甘石	解毒明目退翳，收湿止痒敛疮
硼　砂	外用清热解毒，内服清肺化痰

第三步　归纳总结

红　粉（2002-142、2012-149）注意：

（1）拔毒去腐，治痈疽溃后，脓出不畅，腐肉不去，新肉难生，以及湿疮，顽癣，梅毒。

（2）有大毒，只供外用，不可内服，孕妇禁用。

轻　粉（2002-142、2015-42）注意：

（1）外用治疮疡溃烂，疥癣，湿疹，梅毒。

（2）内服治水肿胀满，二便不利（舟车丸）。

（3）有毒，孕妇禁用，内服每次 0.1~0.2 g。

砒　石（2010-42、2013-42、2022-26）注意：

（1）外用治腐肉不脱之恶疮，瘰疬，顽癣，牙疳，痔疮。

（2）内服可劫痰平喘治寒痰哮喘，以毒攻毒以治癌症。

（3）有剧毒，内服入丸散，每次 0.002～0.004 g，孕妇禁用，不可作酒剂服，忌火煅。

> **总　结**
>
> 切忌火煅的药物：朱砂、琥珀、雄黄、砒石等。

铅　丹（从未考过，重点掌握）注意：

（1）治疮疡溃烂，湿疹瘙痒，疥癣，惊痫癫狂，心神不宁。

（2）有毒，内服入丸散，0.3～0.6 g，孕妇禁用。

炉甘石（2012-149、2023-135）注意：

（1）治目赤翳障，眼睑溃烂，为眼科外用常用药。

（2）治溃疡不敛，湿疮湿疹。

（3）专供外用，不作内服。

> **总　结**
>
> 只供外用，不可内服的药物：红粉（升药）、土荆皮、炉甘石。

硼　砂（2007-127、2014-32、2019-135、2024-26）注意：

（1）为喉科及眼科常用药，治咽喉肿痛，口舌生疮，目赤翳障（冰硼散）。

（2）清肺化痰，治痰热咳嗽。

（3）内服入丸散，1.5～3 g。

复习小贴士

特殊功效	药名
治项背强痛	葛根
治太阳头痛	羌活
治阳明头痛	白芷
治巅顶头痛	藁本
治太阴头痛	苍术
治少阴头痛	细辛、独活
治鼻渊头痛	辛夷、苍耳子、细辛
既退虚热又清实热	知母、黄柏、牡丹皮、地骨皮、青蒿、秦艽、胡黄连、白薇、银柴胡
退虚热	知母、黄柏、牡丹皮、青蒿、白薇、地骨皮、银柴胡、胡黄连、秦艽、龟甲、鳖甲
通鼻窍	苍耳子、细辛、辛夷、白芷
乌发	女贞子、侧柏叶、何首乌
治烫烧伤	虎杖、紫珠、地榆、侧柏叶
治瘿病	昆布、海藻、黄药子、浙贝母、半夏
利咽开音	蝉蜕、诃子、桔梗、胖大海
治疟疾	柴胡、青蒿、草果、鸦胆子、槟榔、何首乌、常山
通经下乳	木通、漏芦、王不留行、冬葵子
清心利尿	淡竹叶、连翘、木通、瞿麦
治胃寒呕吐	生姜、高良姜、丁香、吴茱萸、沉香
治胃热呕吐	芦根、竹茹、枇杷叶、白茅根
升阳举陷	黄芪、升麻、柴胡、葛根
纳气平喘	蛤蚧、补骨脂、沉香、磁石、紫河车
续筋接骨	自然铜、骨碎补、续断、昆明山海棠、土鳖虫

特殊用法	药名
后下	薄荷、砂仁、白豆蔻、沉香、钩藤、鱼腥草、青蒿、檀香
先煎	附子、川乌、石膏、磁石、珍珠母、龙骨、石决明、鳖甲、龟甲、牡蛎、代赭石、水牛角
冲服	芒硝、竹沥
泡服	番泻叶
不入汤剂	麝香、冰片、苏合香、蟾酥、雷丸、琥珀、芦荟、朱砂、牛黄
只供外用，不内服	升药、炉甘石、土荆皮
入丸散	麝香、冰片、苏合香、牛黄、琥珀、芦荟、巴豆、蟾酥、朱砂、马钱子、雷丸、羚羊角、血竭、雄黄、硫黄、砒石、甘遂
包煎	辛夷、车前子、海金沙、蒲黄、五灵脂、滑石、旋覆花
另煎兑服	羚羊角、人参、西洋参
烊化兑服	阿胶
孕妇慎用	桂枝、蝉蜕、天花粉、射干、大黄、芒硝、番泻叶、芦荟、郁李仁、雷公藤、薏苡仁、木通、通草、冬葵子、虎杖、瞿麦、附子、肉桂、干姜、吴茱萸、枳实、枳壳、槟榔、姜黄、五灵脂、益母草、桃仁、红花、牛膝、乳香、没药、自然铜、苏木、血竭、刘寄奴、王不留行、月季花、代赭石、牛黄、冰片、赤石脂、禹余粮、硫黄、蟾酥
孕妇禁用	重楼、甘遂、京大戟、芫花、商陆、牵牛子、巴豆霜、朱砂、全蝎、蜈蚣、麝香、雄黄、红粉、轻粉、砒石、铅丹、土鳖虫、三棱、莪术、虻虫、斑蝥、马钱子、水蛭、川乌、草乌、雷公藤、昆明山海棠

药名	特殊用量
细辛	汤剂 1~3 g，散剂 0.5~1 g
沉香	汤剂 1~5 g，丸散 0.5~1 g
朱砂	丸散 0.1~0.5 g
全蝎	汤剂 3~6 g，丸散 0.6~1 g
蜈蚣	汤剂 3~5 g，丸散 0.6~1 g
麝香	丸散 0.03~0.1 g
冰片	丸散 0.15~0.3 g
苏合香	丸散 0.3~1 g
雄黄	丸散 0.05~0.1 g
斑蝥	丸散 0.03~0.06 g
蟾酥	丸散 0.015~0.03 g
马钱子	丸散 0.3~0.6 g
青黛	丸散 1.5~3 g
肉桂	汤剂 1~4.5 g，丸散 1~2 g
吴茱萸	汤剂 1.5~4.5 g
血竭	丸散 1~2 g
鹿茸	丸散 1~2 g
熊胆	丸散 0.25~0.5 g
硫黄	丸散 1.5~3 g

磨刀不误砍柴工，好的复习方法是考研成功的关键。很多人考完中综后开始抱怨这个没背清楚，那个没重点看，花了很多时间复习的内容又没怎么考，诸如此类，举不胜举。好钢要用在刀刃上，很多人一开始的复习方法和方向就不对，以致后面发现自己很难提高，考完才知道走了很多弯路，做了很多无用功。同样都在看书复习，为什么有的人分数很高，有的人分数不理想，差别主要在方法上。备战考研，应始终围绕以下 3 个问题进行。

一、考什么

"考什么"即考试内容，超纲的内容不用看。应试和学习是两码事。有的人在复习时老是会深入地去纠结一个问题。应试不是搞学术研究，考到什么程度，复习到什么程度就可以了，过多的琢磨就是浪费时间。

二、怎么考

"怎么考"即出题模式，怎么出题就怎么复习，这样复习才会事半功倍。例如，中药考得最多的就是功效的对比，那我们复习中药就应该用对比记忆法背功效，这样背下来的知识点才是应付考试最需要的。复习切忌求快，能提分才是关键，追求进度、追求"几轮复习"没有任何意义。

三、考多少

"考多少"即出题规律，考试肯定是有重点和规律可言的，重要的考点须各个击破，不怎么考的内容丢掉也没什么影响。例如，中药的性味归经，这个考点内容非常繁杂，顶多也只会考一个题目，完全没有必要去啃这个不重要的硬骨头。复习切忌眉毛胡子一把抓，一定要重点突出，主次分明。

知道考什么，复习才有范围，不会超纲。知道怎么考，复习才有方向。知道考多少，复习才有主次，重点突出。

笔者在分析历年真题后，把出题规律、出题模式和教材紧密结合，从而预测考点、考题。中药预测题是本书的精华所在，每年都能预测中 10 个左右的真题，而且每年真题的考点都会在预测题的考点范围内。

总论预测题

A 型题

1. 甘遂醋煮的作用是（　　）
   A. 引药入肝经
   B. 增强活血止痛效果
   C. 降低毒性
   D. 矫臭矫味

2. 下列配伍属于配伍禁忌的是（　　）
   A. 熟地黄和砂仁
   B. 甘遂和大枣
   C. 天南星和生姜
   D. 人参和五灵脂

3. 下列炮制不是起引药入经作用的是（　　）
   A. 盐炒杜仲
   B. 醋炒五灵脂
   C. 盐炒知母
   D. 醋炒柴胡

4. 下列不属于甘味的作用的是（　　）
   A. 能行
   B. 能补
   C. 能和
   D. 能缓

5. 下列关于道地药材对应错误的是（　　）
   A. 青海大黄
   B. 山西党参
   C. 浙江乌药
   D. 广东黄芪

6. 按照药性理论，涩味药多用于治疗的病证是（　　）
   A. 气血阻滞之证
   B. 滑脱不禁之证
   C. 小便不利之证
   D. 中气不足之证

X 型题

1. 中药炮制的目的有（　　）
   A. 干燥药材，便于贮藏
   B. 改变药物性能，扩大主治范围
   C. 引药入经，便于定向用药
   D. 降低毒副作用，保证安全用药

2. 中药炮制的目的有（　　）

A. 纯净药材，保证质量

B. 切制饮片，便于调剂制剂

C. 矫味、矫臭，便于服用

D. 增强药物功能，提高临床疗效

3. 下列药物常用水飞法炮制的是（　　　）

　　A. 朱砂　　　　B. 滑石　　　　C. 雄黄　　　　D. 牛黄

4. 苦味的作用有（　　　）

　　A. 能软　　　　B. 能泄　　　　C. 能燥　　　　D. 能坚

5. 下列药物属升浮药的是（　　　）

　　A. 补益药　　　B. 安神药　　　C. 温里药　　　D. 行气药

6. 下列药物不能和附子同用的是（　　　）

　　A. 瓜蒌　　　　B. 天花粉　　　C. 白及　　　　D. 半夏

7. 下列配伍属相反的是（　　　）

　　A. 甘草和海藻　　　　　　　B. 丁香和郁金

　　C. 川乌和白蔹　　　　　　　D. 附子和白及

8. 下列药物不宜和草乌同用的是（　　　）

　　A. 藜芦　　　　B. 甘草　　　　C. 川贝母　　　D. 半夏

9. 下列药物属沉降药的是（　　　）

　　A. 补益药　　　B. 安神药　　　C. 清热药　　　D. 收涩药

10. 下列药物孕妇慎用的是（　　　）

　　A. 干姜　　　　B. 木通　　　　C. 红花　　　　D. 三棱

11. 下列药物孕妇禁用的是（　　　）

　　A. 桃仁　　　　B. 川乌　　　　C. 附子　　　　D. 马钱子

12. 下列配伍属相畏的是（　　　）

　　A. 半夏和生姜　　　　　　　B. 天南星和生姜

　　C. 熟地黄和砂仁　　　　　　D. 丁香和郁金

13. 苦味药多用治（　　　）

　　A. 便秘　　　　B. 阴虚火旺　　C. 呕恶　　　　D. 湿证

14. 酸味药多用治（　　　）

　　A. 自汗盗汗　　　　　　　　B. 肺虚久咳

　　C. 久泻久痢　　　　　　　　D. 津亏口渴

15. 甘味药多用治（　　）
    A. 正气虚弱　　　　　　　　B. 食积不化
    C. 脘腹疼痛　　　　　　　　D. 药食中毒
16. 辛味药多用治（　　）
    A. 表证　　　B. 气滞　　　C. 血瘀　　　D. 湿证
17. 咸味药多用治（　　）
    A. 大便燥结　　　　　　　　B. 癥瘕痞块
    C. 痰核　　　　　　　　　　D. 瘿瘤
18. 入汤剂宜先煎的中药是（　　）
    A. 生石膏　　B. 代赭石　　C. 牡蛎　　　D. 附子
19. 入汤剂宜后下的中药是（　　）
    A. 薄荷　　　B. 青蒿　　　C. 砂仁　　　D. 沉香
20. 入汤剂宜包煎的中药是（　　）
    A. 旋覆花　　B. 蒲黄　　　C. 滑石　　　D. 车前子
21. 宜饭后服用的是（　　）
    A. 消食药　　　　　　　　　B. 补益药
    C. 攻下药　　　　　　　　　D. 对胃肠有刺激的药物
22. 宜空腹服用的是（　　）
    A. 消食药　　B. 补益药　　C. 攻下药　　D. 驱虫药
23. 下列组合属相反的是（　　）
    A. 官桂和赤石脂　　　　　　B. 硫黄和朴硝（芒硝）
    C. 巴豆和牵牛子　　　　　　D. 人参和五灵脂
24. 下列组合属相反的是（　　）
    A. 川乌和天花粉　　　　　　B. 海藻和甘草
    C. 草乌和白及　　　　　　　D. 藜芦和太子参
25. 下列用盐炒增强入肾经作用的是（　　）
    A. 知母　　　B. 黄柏　　　C. 杜仲　　　D. 香附

参考答案

A 型题　1~6　　CDBADB
X 型题　1~5　　ABCD　ABCD　ABC　BCD　ACD

6~10   ABCD   ABCD   CD   BCD   ABC
11~15   BD   ABC   ABCD   ABCD   ABCD
16~20   ABC   ABCD   ABCD   ABCD   ABCD
21~25   AD   BCD   ABCD   ABC   ABC

解表药预测题

1. 治风寒表实而喘逆的咳嗽，首选的是（　　）
   A. 麻黄　　　B. 桂枝　　　　C. 紫苏　　　　D. 生姜
2. 细辛具有白芷不具有的功效是（　　）
   A. 祛风止痛　B. 通鼻窍　　　C. 燥湿止带　　D. 温肺化饮
3. 可理气安胎的是（　　）
   A. 荆芥　　　B. 紫苏　　　　C. 防风　　　　D. 白芷
4. 可发汗解表，散寒通阳的是（　　）
   A. 麻黄　　　B. 桂枝　　　　C. 香薷　　　　D. 葱白
5. 用量过多，易致呕吐，脾胃虚弱者不宜服的是（　　）
   A. 细辛　　　B. 香薷　　　　C. 羌活　　　　D. 苍耳子
6. 外感风寒、风湿、风热均可使用的是（　　）
   A. 防风　　　B. 荆芥　　　　C. 羌活　　　　D. 白芷
7. 善治阳明头痛的是（　　）
   A. 羌活　　　B. 藁本　　　　C. 细辛　　　　D. 白芷
8. 可解表除烦、宣发郁热的是（　　）
   A. 栀子　　　B. 香薷　　　　C. 浮萍　　　　D. 淡豆豉
9. 荆芥具有防风不具有的功效是（　　）
   A. 祛风解表　B. 胜湿止痛　　C. 清利头目　　D. 透疹消疮
10. 白芷不具有的功效是（　　）
    A. 透疹消疮　　　　　　B. 通鼻窍
    C. 燥湿止带　　　　　　D. 祛风止痛
11. 桑叶具有菊花不具有的功效是（　　）
    A. 清热解毒　　　　　　B. 清肝明目
    C. 平抑肝阳　　　　　　D. 凉血止血
12. 葛根具有柴胡不具有的功效是（　　）

A. 升举阳气　　　　　　B. 疏肝解郁

C. 截疟　　　　　　　　D. 透疹

13. 细辛煎服的用量是（　　　）

A. 0.1～0.3 g　　　　　B. 0.5～1 g

C. 1～3 g　　　　　　　D. 3～10 g

14. 细辛入散剂每次的用量是（　　　）

A. 0.1～0.3 g　　　　　B. 0.5～1 g

C. 1～3 g　　　　　　　D. 3～10 g

B 型题

A. 淡豆豉　　B. 蝉蜕　　　C. 牛蒡子　　　D. 桑叶

1. 可凉血止血的是（　　　）

2. 气虚便溏者慎用的是（　　　）

3. 常用治小儿夜啼不安的是（　　　）

4. 治外感热病，心中懊恼，烦热不眠的是（　　　）

A. 香薷　　B. 防风　　　C. 紫苏　　　　D. 藁本

5. 可治肝郁脾虚所致的泄泻的是（　　　）

6. 治脾虚湿盛、清阳不升所致泄泻的是（　　　）

7. 治夏令风寒感冒兼脾胃湿困首选的是（　　　）

8. 适宜治风寒表证兼气滞，胸脘满闷、恶心呕吐的是（　　　）

A. 麻黄　　B. 桂枝　　　C. 苍耳子　　D. 羌活

9. 发汗解表宜生用，止咳平喘多炙用的是（　　　）

10. 孕妇慎用的是（　　　）

11. 过量服用易致中毒的是（　　　）

X 型题

1. 解表药适用于下列哪些病证（　　　）

A. 外感表证　B. 麻疹风疹　　C. 风湿痹痛　　D. 疮疡初起

2. 麻黄可用于治疗哪些病证（　　　）

A. 风寒感冒　B. 咳嗽气喘　　C. 阴疽痰核　　D. 风水水肿

3. 上可发汗解表，下可利水消肿的是（　　　）

A. 麻黄　　　B. 香薷　　　　C. 葱白　　　　D. 浮萍

4. 桂枝可治疗的病证有（　　　）

A. 心痛　　　B. 腹痛　　　　C. 痛经　　　　D. 痹痛

5. 桂枝可治疗的病证有（　　　）

A. 太阳表虚证　　　　　　B. 寒凝血滞诸痛证

C. 痰饮病　　　　　　　　D. 心悸

6. 干姜、生姜、炮姜、高良姜均可治（　　　）

A. 风寒表证　B. 胃寒冷痛　C. 胃寒呕吐　D. 肺寒咳嗽

7. 可治脾胃虚寒证的是（　　　）

A. 生姜　　　B. 干姜　　　　C. 炮姜　　　　D. 高良姜

8. 防风和羌活都具有的功效是（　　　）

A. 祛风解表　B. 胜湿止痛　C. 止痉　　　　D. 透疹消疮

9. 防风可用于治疗的病证有（　　　）

A. 风热表证　B. 瘾疹　　　C. 风湿痹痛　　D. 泄泻

10. 桑叶具有而菊花不具有的功效是（　　　）

A. 清肺润燥　　　　　　　B. 平抑肝阳

C. 清肝明目　　　　　　　D. 凉血止血

11. 桑叶和菊花均可治疗（　　　）

A. 风热感冒　　　　　　　B. 肺热咳嗽

C. 目赤昏花　　　　　　　D. 肝阳眩晕

12. 桑叶可治疗（　　　）

A. 咯血　　　B. 肺热咳嗽　C. 目赤昏花　　D. 肝阳眩晕

13. 菊花可治疗（　　　）

A. 疮痈肿毒　　　　　　　B. 温病初起

C. 目赤昏花　　　　　　　D. 肝阳眩晕

14. 升麻可治疗的病证有（　　　）

A. 胃火炽盛　　　　　　　B. 胸中大气下陷

C. 温毒发斑　　　　　　　D. 月经量多

15. 葛根升举阳气之效可用于治疗（　　　）

A. 阴虚消渴　　　　　　　B. 湿热泻痢

C. 气虚下陷　　　　　　　D. 脏器下垂

16. 葛根可治疗的病证有 （　　　）

    A. 项背强痛　　　　　　B. 阴虚消渴

    C. 脾虚泄泻　　　　　　D. 脏器下垂

17. 具有利水消肿功效的有 （　　　）

    A. 麻黄　　　B. 香薷　　　　C. 淡豆豉　　　D. 浮萍

18. 柴胡具有的功效有 （　　　）

    A. 解表退热　　　　　　B. 疏肝解郁

    C. 升举阳气　　　　　　D. 截疟

19. 柴胡可治疗的疾病有 （　　　）

    A. 少阳证　　B. 麻疹不透　　C. 阳明热毒　　D. 气虚下陷

20. 葛根具有的功效有 （　　　）

    A. 解肌退热　　　　　　B. 生津止渴

    C. 升阳止泻　　　　　　D. 通经活络

21. 葛根可治疗的疾病有 （　　　）

    A. 项背强痛　　　　　　B. 消渴

    C. 热泻热痢　　　　　　D. 中风偏瘫

22. 浮萍具有的功效有 （　　　）

    A. 发汗解表　　　　　　B. 宣发郁热

    C. 透疹止痒　　　　　　D. 利尿消肿

23. 既能祛外风又能息内风的有 （　　　）

    A. 防风　　　B. 蝉蜕　　　　C. 天麻　　　D. 僵蚕

24. 既能清泻肝火又能平抑肝阳的有 （　　　）

    A. 菊花/野菊花　　　　　B. 石决明/决明子

    C. 珍珠母/钩藤　　　　　D. 代赭石/羚羊角

25. 可祛风解表、胜湿止痛的中药有 （　　　）

    A. 防风　　　B. 羌活　　　　C. 藁本　　　D. 荆芥

26. 薄荷的功效有 （　　　）

    A. 宣肺祛痰　　　　　　B. 利咽透疹

    C. 疏肝理气　　　　　　D. 清利头目

27. 白芷和细辛均有的功效是 （　　　）

    A. 燥湿止带　　　　　　B. 祛风止痛

C. 温肺化饮 　　　　　　　D. 通鼻窍

28. 既能疏散风热，又可清热解毒的是（　　）

A. 菊花　　　B. 金银花　　　C. 连翘　　　　D. 野菊花

29. 既可疏散风热，又能明目退翳的药物是（　　）

A. 密蒙花　　B. 青葙子　　　C. 木贼　　　　D. 谷精草

参考答案

A 型题　1~5　　ADBDC

　　　　6~10　　ADDDA

　　　　11~14　DDCB

B 型题　1~4　　DCBA

　　　　5~8　　BAAC

　　　　9~11　　ABC

X 型题　1~5　　ABCD　ABCD　ABD　ABCD　ABCD

　　　　6~10　　BC　ABCD　AB　ABCD　AD

　　　　11~15　ACD　ABCD　ABCD　ABCD　AB

　　　　16~20　ABC　ABD　ABCD　AD　ABCD

　　　　21~25　ABCD　ACD　ABCD　ABCD　ABC

　　　　26~29　BCD　BD　ABCD　CD

清热药预测题

1. 石膏的药性是（　　　）
   A. 苦寒　　　B. 辛苦寒　　　C. 辛苦大寒　　　D. 甘辛大寒
2. 能清热泻火、养肝明目的是（　　　）
   A. 夏枯草　　B. 决明子　　　C. 密蒙花　　　D. 车前子
3. 连翘具有而金银花不具有的功效是（　　　）
   A. 清热解毒　B. 疏散风热　　C. 凉血止痢　　D. 清心利尿
4. 玄参具有生地不具有的功效是（　　　）
   A. 清热凉血　B. 养阴生津　　C. 泻火解毒　　D. 祛瘀止痛
5. 善除胃肠湿热，为治湿热泻痢良药的是（　　　）
   A. 青蒿　　　B. 白薇　　　　C. 地骨皮　　　D. 胡黄连
6. 黄柏配知母治骨蒸发热属于（　　　）
   A. 相须　　　B. 相使　　　　C. 相恶　　　　D. 相杀
7. 可通经下乳的是（　　　）
   A. 重楼　　　B. 蒲公英　　　C. 漏芦　　　　D. 紫花地丁
8. 长于清心火的是（　　　）
   A. 金银花　　B. 穿心莲　　　C. 连翘　　　　D. 漏芦
9. 为治疟疾要药的是（　　　）
   A. 白薇　　　B. 地骨皮　　　C. 青蒿　　　　D. 银柴胡
10. 可解毒散结的是（　　　）
    A. 生地黄　　B. 牡丹皮　　　C. 玄参　　　　D. 赤芍
11. 金银花具有而连翘不具有的功效是（　　　）
    A. 消肿散结　　　　　　B. 清心利尿
    C. 凉血止痢　　　　　　D. 清热解毒
12. 可凉肝定惊的是（　　　）
    A. 漏芦　　　B. 紫花地丁　　C. 重楼　　　　D. 土茯苓

13. 擅长祛风止痒的是（   ）

    A. 秦皮   B. 龙胆草   C. 白鲜皮   D. 苦参

14. 栀子不具有的功效是（   ）

    A. 泻火除烦   B. 清热利湿

    C. 散结消肿   D. 凉血解毒

15. 清热凉血宜生用，活血化瘀宜酒炙的是（   ）

    A. 生地黄   B. 玄参   C. 牡丹皮   D. 赤芍

16. 知母具有而石膏不具有的功效是（   ）

    A. 清热泻火   B. 除烦止渴

    C. 滋阴润燥   D. 敛疮生肌

17. 可散结消肿的是（   ）

    A. 天花粉   B. 栀子   C. 夏枯草   D. 决明子

18. 可止痒，善治皮肤病的是（   ）

    A. 秦皮   B. 龙胆   C. 苦参   D. 决明子

19. 具有清热解毒、消痈散结、敛疮生肌功效的药物是（   ）

    A. 白薇   B. 白蔹   C. 白鲜皮   D. 白头翁

B 型题

    A. 青蒿   B. 白薇   C. 地骨皮   D. 银柴胡

1. 善解暑热的是（   ）

2. 可利尿通淋的是（   ）

3. 可用于小儿疳积发热的是（   ）

4. 入肺经，可清肺降火的是（   ）

    A. 苦参   B. 贯众

    C. 白鲜皮/秦皮   D. 土茯苓

5. 可解毒除湿，通利关节的是（   ）

6. 可清热燥湿，杀虫，利尿的是（   ）

7. 可清热解毒，凉血止血，杀虫的是（   ）

8. 可清热燥湿，收涩止痢，明目的是（   ）

9. 常用于治湿热疮毒，肌肤溃烂，黄水淋漓的是（   ）

A. 射干　　　B. 山豆根　　　C. 马勃　　　D. 蒲公英

10. 咽喉肿痛兼有咳喘最宜用（　　　）

11. 咽喉肿痛兼有牙龈肿痛最宜用（　　　）

12. 咽喉肿痛而有出血和溃烂者最宜用（　　　）

　　A. 半边莲　　　　　　B. 熊胆

　　C. 山慈菇　　　　　　D. 白花蛇舌草

13. 可清热解毒，利水消肿的是（　　　）

14. 可清热解毒，利湿通淋的是（　　　）

15. 可清热解毒，消痈散结的是（　　　）

　　A. 黄连　　B. 黄芩　　　C. 黄柏　　　D. 龙胆草

16. 长于清心火的是（　　　）

17. 长于清胃火而治消渴证的是（　　　）

18. 长于泻下焦相火，除骨蒸的是（　　　）

　　A. 穿心莲　　B. 败酱草　　　C. 大血藤　　　D. 马齿苋

19. 可清热解毒，凉血消肿，燥湿的是（　　　）

20. 可清热解毒，凉血止血，止痢的是（　　　）

21. 可消痈排脓，祛瘀止痛的是（　　　）

22. 可祛风止痛的是（　　　）

X 型题

1. 常用治湿热下注，带下黄臭的是（　　　）

　　A. 黄连　　B. 黄柏　　　C. 龙胆　　　D. 苦参

2. 重楼的功效有（　　　）

　　A. 清热解毒　B. 消肿止痛　　C. 凉肝定惊　　D. 通利关节

3. 漏芦的功效有（　　　）

　　A. 清热解毒　B. 消痈散结　　C. 通经下乳　　D. 舒筋通脉

4. 土茯苓可用于治疗的病证有（　　　）

　　A. 杨梅毒疮　B. 淋浊带下　　C. 湿疹瘙痒　　D. 痈肿疮毒

5. 大血藤的功效有（　　　）

　　A. 清热解毒　B. 活血化瘀　　C. 消痈排脓　　D. 祛风止痛

6. 常用于治肠痈的药物有（　　　）

A. 薏苡仁　　　　　　　　B. 桃仁/大血藤

C. 瓜蒌/败酱草　　　　　D. 蒲公英

7. 常用于治肺痈的药物有（　　　）

A. 薏苡仁/桃仁　　　　　B. 鱼腥草/芦根

C. 瓜蒌/桔梗　　　　　　D. 蒲公英

8. 常用于治乳痈的药物是（　　　）

A. 夏枯草/金银花　　　　B. 漏芦/穿山甲

C. 瓜蒌/王不留行　　　　D. 蒲公英/连翘

9. 生地黄常用于治疗（　　　）

A. 热入营血　B. 阴虚内热　　C. 内热消渴　　D. 咽喉肿痛

10. 玄参与生地黄均有的功效是（　　　）

A. 清热凉血　　　　　　　B. 养阴生津

C. 泻火解毒　　　　　　　D. 祛瘀止痛

11. 玄参常用于治疗（　　　）

A. 热入营血　　　　　　　B. 热病伤阴

C. 咽喉肿痛　　　　　　　D. 痰火瘰疬

12. 可用于治疗阴虚发热的有（　　　）

A. 生地　　　B. 玄参　　　C. 牡丹皮　　　D. 黄柏

13. 水牛角的功效有（　　　）

A. 清热凉血　　　　　　　B. 泻火解毒

C. 凉肝定惊　　　　　　　D. 活血化瘀

14. 阴虚外感宜用（　　　）

A. 玉竹　　　B. 白薇　　　C. 地骨皮　　　D. 牡丹皮

15. 黄柏可治疗的病证有（　　　）

A. 湿热带下　　　　　　　B. 骨蒸劳热

C. 热淋涩痛　　　　　　　D. 痿证

16. 龙胆草可治疗的病证有（　　　）

A. 湿热黄疸　　　　　　　B. 湿热带下

C. 肝火头痛　　　　　　　D. 惊风抽搐

17. 可清泻肝火而治目赤肿痛的是（　　　）

A. 蒲公英/熊胆/夏枯草/菊花/栀子

B. 密蒙花/石决明/秦皮/决明子

C. 珍珠母/珍珠/羚羊角

D. 赤芍/野菊花/龙胆/栀子

18. 白薇的功效有（   ）

    A. 清热凉血   B. 利尿通淋

    C. 解毒疗疮   D. 清肺降火

19. 长于清下焦湿热的是（   ）

    A. 黄连   B. 黄芩   C. 黄柏   D. 龙胆草

20. 既能清肝明目又能养肝明目的是（   ）

    A. 夏枯草   B. 车前子   C. 密蒙花   D. 石决明

21. 既能清泻肝火又能平抑肝阳的有（   ）

    A. 菊花/野菊花   B. 石决明/决明子

    C. 珍珠母/钩藤   D. 代赭石/羚羊角

22. 既清泻肝火又息风定惊的药物有（   ）

    A. 水牛角/熊胆粉   B. 重楼

    C. 青黛   D. 羚羊角/钩藤/牛黄/珍珠

23. 既能清实热又能退虚热的有（   ）

    A. 知母/黄柏   B. 青蒿/白薇

    C. 地骨皮   D. 银柴胡/胡黄连

24. 石膏和知母均可治疗的病证有（   ）

    A. 热病烦渴   B. 肺热咳嗽

    C. 骨蒸潮热   D. 内热消渴

25. 下列药可治内热消渴的是（   ）

    A. 石膏   B. 知母   C. 地骨皮   D. 天花粉

26. 栀子可主治下列哪些病证（   ）

    A. 湿热黄疸   B. 血淋涩痛

    C. 血热吐衄   D. 目赤肿痛

27. 可清泻肝火的中药有（   ）

    A. 夏枯草   B. 决明子   C. 密蒙花   D. 黄芩

28. 可清热燥湿、泻火解毒的是（   ）

    A. 黄芩   B. 黄连   C. 黄柏   D. 秦皮

29. 可清热解毒、凉血消斑的是（　　　）

　　A. 连翘　　　B. 大青叶　　　C. 青黛　　　D. 板蓝根

30. 可治痢疾的是（　　　）

　　A. 白头翁　　B. 马齿苋　　　C. 鸦胆子　　　D. 半边莲

31. 栀子的功效有（　　　）

　　A. 泻火除烦　　　　　　B. 清热利湿

　　C. 凉血解毒　　　　　　D. 消肿止痛

32. 可清肝明目的是（　　　）

　　A. 夏枯草/菊花　　　　B. 决明子/秦皮

　　C. 石决明/熊胆　　　　D. 密蒙花/蒲公英

33. 秦皮的功效有（　　　）

　　A. 清热燥湿　　　　　　B. 收涩止痢

　　C. 止带　　　　　　　　D. 明目

34. 鱼腥草和败酱草均有的功效是（　　　）

　　A. 清热解毒　　　　　　B. 利尿通淋

　　C. 祛瘀止痛　　　　　　D. 消痈排脓

35. 均可清热解毒、凉血止痢的是（　　　）

　　A. 白头翁　　B. 马齿苋　　　C. 鸦胆子　　　D. 金银花

36. 可利尿的中药有（　　　）

　　A. 苦参　　　B. 芦根　　　　C. 半边莲　　　D. 白薇

37. 可清虚热的中药有（　　　）

　　A. 牡丹皮　　B. 知母　　　　C. 黄柏　　　　D. 地骨皮

38. 知母的归经是（　　　）

　　A. 肺　　　　B. 脾　　　　　C. 胃　　　　　D. 肾

39. 治热淋涩痛的是（　　　）

　　A. 栀子　　　B. 芦根　　　　C. 白茅根　　　D. 连翘

40. 可清热凉血的是（　　　）

　　A. 紫草　　　B. 牡丹皮　　　C. 赤芍　　　　D. 水牛角

41. 既能疏散风热，又可清热解毒的是（　　　）

　　A. 菊花　　　B. 金银花　　　C. 连翘　　　　D. 野菊花

42. 既可清热凉血，又可利尿通淋的是（　　　）

A. 白薇　　　B. 小蓟　　　　C. 大蓟　　　　D. 白茅根

43. 可治风热感冒、温病初起的是（　　　）

A. 连翘　　　B. 穿心莲　　　C. 大青叶　　　D. 板蓝根

44. 脾胃虚寒忌用的是（　　　）

A. 金银花　　B. 马齿苋　　　C. 石膏　　　　D. 黄芩

参考答案

A 型题	1~5	DCDCD
	6~10	ACCCC
	11~15	CCCCC
	16~19	CCCB
B 型题	1~4	ABDC
	5~9	DABCC
	10~12	ABC
	13~15	ADC
	16~18	AAC
	19~22	ADBC
X 型题	1~5	BCD ABC ABCD ABCD ABCD
	6~10	ABCD ABCD ABCD ABC AB
	11~15	ABCD ABCD ABC AB ABCD
	16~20	ABCD ABCD ABC CD CD
	21~25	ABCD ABCD ABCD ABD ABCD
	26~30	ABCD ABCD ABC BCD ABC
	31~35	ABCD ABCD ABCD AD ABCD
	36~40	ABCD ABCD ACD ABCD ABCD
	41~44	ABCD ABD ABCD ABCD

泻下药预测题

A 型题

1. 芫花的性味是（　　　）

    A. 苦寒　　　　B. 辛温　　　　C. 辛苦寒　　　D. 辛苦温

2. 宜用于肝火上炎而兼大便秘结者的是（　　　）

    A. 芒硝　　　　B. 芦荟　　　　C. 番泻叶　　　D. 巴豆

3. 常外用治咽喉肿痛，口舌生疮的是（　　　）

    A. 大黄　　　　B. 芒硝　　　　C. 番泻叶　　　D. 芦荟

4. 可消痰涤饮的是（　　　）

    A. 甘遂　　　　B. 牵牛子　　　C. 巴豆霜　　　D. 芫花

5. 可下气利水的是（　　　）

    A. 芦荟　　　　B. 郁李仁　　　C. 火麻仁　　　D. 大黄

6. 下列哪项不是大黄的功效（　　　）

    A. 利湿退黄　　B. 逐瘀通经　　C. 凉血解毒　　D. 润燥软坚

7. 甘遂的用量是（　　　）

    A. 0.1~0.5 g　　　　　　　B. 0.5~1.5 g

    C. 1.5~3 g　　　　　　　　D. 0.6~0.9 g

8. 孕妇慎用的是（　　　）

    A. 火麻仁　　　B. 郁李仁　　　C. 牵牛子　　　D. 甘遂

9. 一般不入煎剂的是（　　　）

    A. 大黄　　　　B. 番泻叶　　　C. 芒硝　　　　D. 商陆

B 型题

    A. 甘遂　　　　B. 芦荟　　　　C. 商陆　　　　D. 牵牛子

1. 内服逐水消肿，通利二便的是（　　　）

2. 消痰涤饮的是（　　　）

3. 清肝泻火的是（　　　）

4. 杀虫攻积的是 （   ）
    A. 大黄   B. 芒硝
    C. 番泻叶   D. 芦荟/甘遂

5. 煎服宜后下的是 （   ）

6. 宜入丸散服的是 （   ）

7. 溶化后服用的是 （   ）

8. 泻下不宜久煎的是 （   ）

9. 可清火消肿的是 （   ）

10. 炒炭可止血的是 （   ）

X 型题

1. 对攻下药使用的叙述，正确的是 （   ）
    A. 可用于痢疾初起，下痢后重
    B. 饮食积滞，泻而不畅不宜使用
    C. 适用于热病高热神昏兼便秘
    D. 火热上炎而无便秘者不宜使用

2. 既能泻下逐水，又能消肿散结的是 （   ）
    A. 甘遂   B. 大戟   C. 芫花   D. 商陆

3. 以下用法错误的是 （   ）
    A. 大黄炭多用于出血证   B. 芒硝宜包煎
    C. 甘遂多水煎服用   D. 芫花醋制以入肝经

4. 润肠通便的是 （   ）
    A. 火麻仁   B. 郁李仁   C. 柏子仁   D. 桃仁

5. 巴豆霜可治疗的病证有 （   ）
    A. 热积便秘 B. 腹水臌胀   C. 喉痹痰阻   D. 疥癣恶疮

6. 大黄可治疗的病证有 （   ）
    A. 咽喉肿痛 B. 积滞便秘   C. 热毒疮疡   D. 淋证

7. 关于大黄的用法正确的有 （   ）
    A. 用于泻下不宜久煎   B. 熟大黄用于火毒疮疡
    C. 酒大黄善清上焦血分热毒 D. 大黄炭多用于出血证

8. 既可泻下通便，又可清热的是 （   ）

A. 大黄　　　B. 芒硝　　　　C. 番泻叶　　　D. 芦荟

9. 可用于疮痈肿毒的是（　　　）

　　A. 甘遂　　　B. 大戟　　　　C. 芫花　　　D. 商陆

10. 大黄的功效有（　　　）

　　A. 清热泻火　　　　　　B. 凉血解毒

　　C. 逐瘀通经　　　　　　D. 利湿退黄

11. 大黄和虎杖均有的功效是（　　　）

　　A. 清热解毒　　　　　　B. 止咳化痰

　　C. 泻热通便　　　　　　D. 利湿退黄

12. 可泻水逐饮的有（　　　）

　　A. 大黄　　　B. 京大戟　　　C. 甘遂　　　D. 芫花

13. 大黄可治疗的病证有（　　　）

　　A. 吐血咯血B. 瘀血诸证　　C. 湿热痢疾　　D. 黄疸

14. 可润肠通便的有（　　　）

　　A. 番泻叶　　　B. 火麻仁　　　C. 郁李仁　　　D. 芦荟

15. 可杀虫的有（　　　）

　　A. 京大戟　　　B. 芦荟　　　C. 牵牛子　　　D. 巴豆霜

16. 芦荟的功效有（　　　）

　　A. 润燥软坚　　　　　　B. 泻下通便

　　C. 清肝泻火　　　　　　D. 杀虫疗疳

17. 巴豆霜的功效有（　　　）

　　A. 峻下冷积　　　　　　B. 逐水退肿

　　C. 豁痰利咽　　　　　　D. 外用蚀疮

18. 孕妇慎用的是（　　　）

　　A. 大黄　　　B. 芒硝　　　　C. 番泻叶　　　D. 芦荟

19. 孕妇禁用的是（　　　）

　　A. 甘遂　　　B. 芫花　　　　C. 牵牛子　　　D. 商陆

参考答案

A 型题　1~5　　DBBBB

　　　　6~9　　DBBC

B 型题　1~4　　CDBD

5~10　CDBABA

X 型题　1~5　　AC　ABD　BCD　ABCD　BCD

6~10　ABCD　ABCD　ABCD　ABCD　ABCD

11~15　ACD　BCD　ABCD　BC　BC

16~19　BCD　ABCD　ABCD　ABCD

祛风湿药预测题

A 型题

1. 络石藤具有海风藤不具有的功效是（　　）

　　A. 祛风湿　　B. 杀虫止痒　　C. 凉血消肿　　D. 通络止痛

2. 海桐皮具有海风藤不具有的功效是（　　）

　　A. 祛风湿　　B. 杀虫止痒　　C. 凉血消肿　　D. 通络止痛

3. 臭梧桐具有海桐皮不具有的功效是（　　）

　　A. 祛风湿　　B. 杀虫止痒　　C. 平肝　　　　D. 通络止痛

4. 有大毒，凡有心、肝、肾器质性病变者慎用的是（　　）

　　A. 羌活　　　B. 雷公藤　　　C. 豨莶草　　　D. 乌梢蛇

5. 药性苦寒，归膀胱、肺经的是（　　）

　　A. 防风　　　B. 防己　　　　C. 桑枝　　　　D. 独活

6. 具有祛风湿、通经络、利小便功效的药物是（　　）

　　A. 海风藤　　　　　　　B. 穿山龙

　　C. 青风藤　　　　　　　D. 昆明山海棠

7. 具有祛风除湿、舒筋通络、活血止痛、止咳平喘功效的药物是（　　）

　　A. 雷公藤　　B. 穿山龙　　　C. 青风藤　　　D. 大血藤

B 型题

　　A. 桑枝　　　B. 防己　　　　C. 独活　　　　D. 雷公藤

1. 关节红肿疼痛兼小便不利者宜用的是（　　）

2. 肩臂、关节酸痛麻木最宜用的是（　　）

3. 关节红肿热痛、晨僵、关节变形者最宜用的是（　　）

4. 腿足关节疼痛属下部寒湿者最宜用的是（　　）

5. 苦寒，易伤胃气，胃纳不佳及阴虚体弱者慎用的是（　　）

6. 对多种皮肤病有良效的是（　　）

A. 秦艽　　　B. 防己　　　　　C. 羌活　　　　　D. 乌梢蛇

7. 上半身风寒湿痹、肩背肢节疼痛者最宜用的是（　　　）

8. 有"风药中之润剂"之称的是（　　　）

9. 善走下行而泻下焦膀胱湿热的是（　　　）

10. 善清虚热，除骨蒸的是（　　　）

11. 可祛风通络止痉的是（　　　）

12. 可利水消肿的是（　　　）

X 型题

1. 防己具有的功效是（　　　）

A. 祛风湿　　B. 解表　　　　C. 止痛　　　　D. 利水消肿

2. 羌活和独活均有的功效是（　　　）

A. 祛风湿　　B. 通络　　　　C. 止痛　　　　D. 解表

3. 川乌可治疗（　　　）

A. 风湿痹痛　B. 心腹冷痛　　C. 寒疝疼痛　　D. 外伤疼痛

4. 可治疗中风半身不遂的是（　　　）

A. 羌活　　　B. 秦艽　　　　C. 豨莶草　　　D. 乌梢蛇

5. 昆明山海棠的功效是（　　　）

A. 祛风除湿　B. 活血止痛　　C. 续筋接骨　　D. 补益肝肾

6. 下列药物有大毒的是（　　　）

A. 昆明山海棠　　　　　　　B. 生川乌/生草乌

C. 雷公藤/巴豆　　　　　　D. 马钱子/升药

7. 下列药物可续筋接骨的是（　　　）

A. 昆明山海棠　　　　　　　B. 土鳖虫

C. 自然铜　　　　　　　　　D. 续断/骨碎补

8. 秦艽的功效是（　　　）

A. 祛风湿　　B. 通络止痛　　C. 退虚热　　　D. 清湿热

9. 可清湿热，退虚热的是（　　　）

A. 黄柏　　　B. 秦艽　　　　C. 银柴胡　　　D. 胡黄连

10. 防己和独活均有的功效是（　　　）

A. 祛风湿　　B. 止痛　　　　C. 解表　　　　D. 利水消肿

11. 桑枝和豨莶草均有的功效是（　　）

　　A. 祛风湿　B. 利关节　　C. 利水消肿　　D. 清热解毒

12. 五加皮和香加皮均有的功效是（　　）

　　A. 祛风湿　B. 补肝肾　　C. 强筋骨　　D. 利水消肿

13. 下列药物可安胎的是（　　）

　　A. 狗脊　B. 桑寄生　　C. 续断　　D. 杜仲

14. 海风藤和络石藤均有的功效是（　　）

　　A. 祛风湿　B. 杀虫止痒　C. 凉血消肿　　D. 通络止痛

15. 海风藤和海桐皮均有的功效是（　　）

　　A. 祛风湿　B. 杀虫止痒　C. 平肝　　D. 通络止痛

16. 臭梧桐、海桐皮和络石藤均有的功效是（　　）

　　A. 祛风湿　B. 杀虫止痒　C. 凉血消肿　　D. 通络止痛

17. 可续筋接骨的中药有（　　）

　　A. 土鳖虫　　　　　　B. 自然铜

　　C. 续断　　　　　　　D. 昆明山海棠/骨碎补

18. 有大毒的中药有（　　）

　　A. 雷公藤　　　　　　B. 巴豆霜

　　C. 马钱子　　　　　　D. 昆明山海棠/升药/生川乌

19. 不宜与草乌同用的药物有（　　）

　　A. 天花粉　B. 瓜蒌　　C. 白及　　D. 白蔹

20. 臭梧桐可治疗的病证有（　　）

　　A. 风湿痹证　　　　　B. 中风半身不遂

　　C. 肝阳上亢之头痛眩晕　D. 风疹、湿疮

21. 络石藤可治疗的病证有（　　）

　　A. 风湿热痹　　　　　B. 喉痹

　　C. 痈肿　　　　　　　D. 跌仆损伤

22. 海桐皮可治疗的病证有（　　）

　　A. 风湿痹证　　　　　B. 疥癣

　　C. 湿疹　　　　　　　D. 跌仆损伤

参考答案

A 型题　1~5　CBCBB

　　　　6~7　CB

B 型题　1~6　BADCBD

　　　　7~12　CABADB

X 型题　1~5　ACD　ACD　ABCD　BCD　ABC

　　　　6~10　ABCD　ABCD　ABCD　ABD　AB

　　　　11~15　AB　ACD　BCD　AD　AD

　　　　16~22　AD　ABCD　ABCD　ABCD　ABCD　ABCD　ABC

化湿药预测题

A 型题

1. 可祛风散寒的是（　　　）
　　A. 广藿香　　B. 佩兰　　　　C. 苍术　　　　D. 厚朴
2. 可截疟的是（　　　）
　　A. 豆蔻　　　B. 肉豆蔻　　　C. 草果　　　　D. 草豆蔻
3. 可下气除满的是（　　　）
　　A. 砂仁　　　B. 肉豆蔻　　　C. 厚朴　　　　D. 草豆蔻
4. 可理气安胎的是（　　　）
　　A. 杜仲　　　B. 苎麻根　　　C. 砂仁　　　　D. 续断
5. 可治梅核气的是（　　　）
　　A. 草果　　　B. 广藿香　　　C. 厚朴　　　　D. 砂仁
6. 宜后下的是（　　　）
　　A. 广藿香　　B. 佩兰　　　　C. 砂仁　　　　D. 苍术
7. 可燥湿行气、温中止呕的是（　　　）
　　A. 草果　　　B. 广藿香　　　C. 佩兰　　　　D. 草豆蔻
8. 苍术不具有的功效是（　　　）
　　A. 止汗　　　B. 燥湿健脾　　C. 祛风散寒　　D. 明目
9. 佩兰不具有的功效是（　　　）
　　A. 燥湿健脾　B. 芳香化湿　　C. 发表解暑　　D. 醒脾开胃
10. 苍术、白术均具有的功效是（　　　）
　　 A. 止汗　　　B. 燥湿健脾　　C. 祛风散寒　　D. 明目

B 型题

　　A. 草豆蔻　　B. 砂仁　　　　C. 苍术　　　　D. 厚朴
1. 常用于治疗痰饮喘咳的是（　　　）
2. 食积气滞，腹胀便秘宜用（　　　）

3. 寒湿内盛，清浊不分之腹痛泻痢宜用（　　　）

4. 古人称其"为醒脾调胃要药"的是（　　　）

5. 气滞妊娠恶阻，胎动不安最宜用（　　　）

    A. 藿香   B. 佩兰   C. 苍术   D. 草果

6. 脾瘅证，口中黏腻、多涎、口臭宜用（　　　）

7. 暑月外感风寒、内伤生冷之寒湿闭暑证首选的是（　　　）

8. 可明目的是（　　　）

X 型题

1. 外感风寒夹湿之表证，可选（　　　）

    A. 羌活   B. 独活   C. 苍术   D. 防风

2. 苍术可用于治疗（　　　）

    A. 湿阻中焦 B. 风湿痹痛   C. 夜盲   D. 风寒感冒

3. 苍术和白术均有的功效是（　　　）

    A. 燥湿   B. 健脾   C. 止汗   D. 解表

4. 藿香和佩兰均有的功效是（　　　）

    A. 化湿   B. 解暑   C. 止呕   D. 行气

5. 厚朴可治疗的病证有（　　　）

    A. 梅核气   B. 痰饮喘咳   C. 湿阻中焦   D. 腹胀便秘

6. 入汤剂宜后下的是（　　　）

    A. 藿香   B. 厚朴   C. 砂仁   D. 豆蔻

7. 下列药物可治湿温初起的是（　　　）

    A. 藿香   B. 佩兰   C. 豆蔻   D. 草豆蔻

8. 下列药物可治湿温初起的是（　　　）

    A. 砂仁   B. 杏仁   C. 薏苡仁   D. 豆蔻

9. 下列关于化湿药的叙述正确的是（　　　）

    A. 气味芳香，性偏温燥   B. 一般作散剂服用疗效较好

    C. 入汤剂宜后下，不应久煎 D. 阴虚血燥及气虚慎用

10. 藿香的功效有（　　　）

    A. 醒脾开胃   B. 芳香化湿

    C. 和中止呕   D. 发表解暑

11. 佩兰的功效有（　　　）
    A. 醒脾开胃　　　　　　　　B. 芳香化湿
    C. 和中止呕　　　　　　　　D. 发表解暑

12. 厚朴的功效有（　　　）
    A. 燥湿消痰　　　　　　　　B. 化湿开胃
    C. 温脾止泻　　　　　　　　D. 下气除满

13. 豆蔻的功效有（　　　）
    A. 化湿行气　　　　　　　　B. 理气安胎
    C. 温中止呕　　　　　　　　D. 开胃消食

14. 下列药物中，可温中止呕的是（　　　）
    A. 砂仁　　　B. 厚朴　　　　　C. 豆蔻　　　　　D. 草豆蔻

参考答案

A 型题　1~5　　CCCCC
　　　　6~10　　CDAAB
B 型题　1~5　　DDABB
　　　　6~8　　BAC
X 型题　1~5　　ABCD　ABCD　AB　AB　ABCD
　　　　6~10　　CD　ABC　BCD　ABCD　BCD
　　　　11~14　ABD　AD　ACD　ACD

利水渗湿药预测题

A 型题

1. 可明目、消积的是（　　　）
    A. 珍珠　　　B. 珍珠母　　　C. 珍珠草　　　D. 紫珠
2. 可治肺痈、肠痈的是（　　　）
    A. 茯苓　　　B. 薏苡仁　　　C. 猪苓　　　D. 泽泻
3. 能泻肾经虚火的是（　　　）
    A. 茯苓　　　B. 薏苡仁　　　C. 猪苓　　　D. 泽泻
4. 可上清心经之火，下泻小肠之热的是（　　　）
    A. 薏苡仁　　　B. 木通　　　C. 泽泻　　　D. 猪苓
5. 木通、通草功效的共同点是（　　　）
    A. 利尿通淋，下乳　　　　B. 利尿通淋，杀虫
    C. 利尿通淋，止血　　　　D. 利尿通淋，止痒
6. 性质滑利，孕妇慎用的是（　　　）
    A. 茯苓　　　B. 薏苡仁　　　C. 猪苓　　　D. 泽泻
7. 下列药物，可解酒毒的是（　　　）
    A. 茵陈　　　B. 灯心草　　　C. 珍珠草　　　D. 枳椇子

B 型题

    A. 肺、胃　　B. 心、小肠　　C. 肾、膀胱　　D. 肺、膀胱
1. 通草的归经是（　　　）
2. 泽泻的归经是（　　　）
3. 石韦的归经是（　　　）
    A. 茯苓　　　B. 薏苡仁　　　C. 猪苓　　　D. 泽泻
4. 常用治痰饮的是（　　　）
5. 治肾阴不足，相火偏亢之遗精的是（　　　）

    A. 瞿麦　　　B. 石韦　　　　　C. 萆薢　　　　　D. 海金沙

6. 擅长治膏淋的是（　　　）

7. 擅长治血淋的是（　　　）

8. 可治疗瘀血引起的闭经的是（　　　）

9. 可治腰膝痹痛，筋脉屈伸不利的是（　　　）

10. 淋证，尿道涩痛首选的是（　　　）

    A. 茵陈　　　B. 珍珠草　　　C. 虎杖　　　　　D. 金钱草

11. 擅长治石淋的是（　　　）

12. 可泻热通便的是（　　　）

13. 善清利肝胆湿热，为治黄疸要药的是（　　　）

X 型题

1. 珍珠草的功效有（　　　）

    A. 利湿退黄　B. 清热解毒　　C. 明目　　　　　D. 消积

2. 下列药物可下乳的是（　　　）

    A. 车前子　　B. 木通　　　　C. 通草　　　　　D. 冬葵子

3. 以下药物常用于治石淋的是（　　　）

    A. 金钱草　　B. 海金沙　　　C. 鸡内金　　　　D. 金樱子

4. 下列药物可清心火的是（　　　）

    A. 瞿麦　　　B. 木通　　　　C. 通草　　　　　D. 灯心草

5. 可治湿温初起的是（　　　）

    A. 杏仁　　　B. 薏苡仁　　　C. 通草　　　　　D. 滑石

6. 泽泻可治疗的病证有（　　　）

    A. 水肿　　　B. 眩晕　　　　C. 淋证　　　　　D. 遗精

7. 可利湿退黄的是（　　　）

    A. 茵陈　　　B. 珍珠草　　　C. 虎杖/大黄　　　D. 金钱草

8. 茯苓的功效是（　　　）

    A. 利水渗湿　B. 健脾　　　　C. 除痹　　　　　D. 宁心

9. 香加皮与五加皮均有的功效是（　　　）

    A. 祛风湿　　B. 补肝肾　　　C. 强筋骨　　　　D. 利水消肿

10. 可清肺止咳的有 （　　　）
    A. 车前子　　　　　　　　　B. 萹蓄
    C. 石韦　　　　　　　　　　D. 萆薢
11. 木通可治疗的病证有 （　　　）
    A. 心烦尿赤　　　　　　　　B. 口舌生疮
    C. 血瘀经闭　　　　　　　　D. 湿热痹痛
12. 薏苡仁的功效有 （　　　）
    A. 利水渗湿　　　　　　　　B. 健脾止泻
    C. 除痹　　　　　　　　　　D. 解毒散结
13. 车前子的功效有 （　　　）
    A. 利尿通淋　　　　　　　　B. 渗湿止泻
    C. 明目　　　　　　　　　　D. 祛痰
14. 石韦的功效有 （　　　）
    A. 利尿通淋　　　　　　　　B. 清肺止咳
    C. 凉血止血　　　　　　　　D. 祛风除痹
15. 虎杖的功效有 （　　　）
    A. 清热解毒　　　　　　　　B. 散瘀止痛
    C. 止咳化痰　　　　　　　　D. 泻热通便
16. 金钱草的功效有 （　　　）
    A. 活血通经　　　　　　　　B. 利尿通淋
    C. 利湿退黄　　　　　　　　D. 解毒消肿
17. 可明目的中药有 （　　　）
    A. 车前子/苍术　　　　　　B. 珍珠母
    C. 珍珠草　　　　　　　　　D. 珍珠
18. 可化浊降脂而治高脂血症的药物是 （　　　）
    A. 山楂　　　　　　　　　　B. 泽泻
    C. 制何首乌　　　　　　　　D. 银杏叶

参考答案

A 型题　　1~5　　　CBDBA
　　　　　6~7　　　BD

· 224 ·

B 型题　1~5　　ACDAD

　　　　6~10　　CBACD

　　　　11~13　DCA

X 型题　1~5　　ABCD　BCD　ABC　ABD　ABCD

　　　　6~10　　ABCD　ABCD　ABD　ACD　AC

　　　　11~15　ABCD　ABCD　ABCD　ABC　ABCD

　　　　16~18　BCD　ABCD　ABCD

温里药预测题

A 型题

1. 丁香与郁金同用属中药配伍七情的是（　　）

    A. 相须　　　B. 相使　　　　C. 相畏　　　　D. 相反

2. 下列药物可回阳救逆的是（　　）

    A. 人参　　　B. 鹿茸　　　　C. 附子　　　　D. 冬虫夏草

3. 肉桂和吴茱萸均有的功效是（　　）

    A. 降逆止呕　B. 回阳救逆　　C. 温通经脉　　D. 散寒止痛

4. 入煎剂宜后下的是（　　）

    A. 荜澄茄　　B. 肉桂　　　　C. 附子　　　　D. 高良姜

B 型题

    A. 附子　　　B. 吴茱萸　　　C. 肉桂　　　　D. 干姜

1. 性味辛甘大热，归心、脾、肾经的是（　　）

2. 治寒痹剧痛最宜用的是（　　）

3. 可治寒饮喘咳的是（　　）

4. "回阳救逆第一品药"是（　　）

5. 性味辛苦热，归肝、脾、胃、肾经的是（　　）

6. 守而不走，为温暖中焦之主药的是（　　）

7. 散肝经之寒邪，又疏肝气之郁滞的是（　　）

8. 为治命门火衰要药的是（　　）

    A. 荜茇　　　B. 荜澄茄　　　C. 胡椒　　　　D. 花椒

9. 可杀虫止痒的是（　　）

10. 治下焦虚寒之小便不利的是（　　）

11. 治虫积腹痛的是（　　）

A. 下气消痰 　　　　　　B. 温肺化饮

C. 温中散寒 　　　　　　D. 杀虫止痒

12. 干姜与高良姜功效的共同点是（　　　）

13. 荜茇与荜澄茄功效的共同点是（　　　）

X 型题

1. 附子与肉桂均有的功效是（　　　）

　　A. 回阳救逆　B. 补火助阳　　C. 散寒止痛　　D. 引火归原

2. 以下中药均可温中散寒的是（　　　）

　　A. 生姜　　　B. 高良姜　　C. 干姜　　　　D. 炮姜

3. 小茴香的功效是（　　　）

　　A. 散寒止痛　B. 温中降逆　　C. 理气和胃　　D. 温肾助阳

4. 丁香的功效是（　　　）

　　A. 散寒止痛　B. 温中降逆　　C. 理气和胃　　D. 温肾助阳

5. 高良姜的功效是（　　　）

　　A. 温中止呕　B. 温肺化饮　　C. 温经止血　　D. 温中散寒

6. 干姜的功效是（　　　）

　　A. 补火助阳　B. 温肺化饮　　C. 温经止血　　D. 温中散寒

7. 肉桂具有而吴茱萸不具有的功效是（　　　）

　　A. 发汗解肌　B. 引火归原　　C. 温通经脉　　D. 散寒止痛

8. 肉桂具有而附子不具有的功效是（　　　）

　　A. 补火助阳　B. 引火归原　　C. 温通经脉　　D. 散寒止痛

9. 刀豆和丁香均具有的功效是（　　　）

　　A. 散寒止痛　B. 温中降逆　　C. 补肾助阳　　D. 助阳止泻

10. 荜茇具有的功效是（　　　）

　　A. 温中散寒 　　　　　B. 杀虫止痒

　　C. 下气止痛 　　　　　D. 理气和胃

11. 荜澄茄具有的功效是（　　　）

　　A. 温肾助阳 　　　　　B. 温中散寒

　　C. 下气消痰 　　　　　D. 行气止痛

12. 肉桂和桂枝均有的功效是（　　）
    A. 发汗解肌　　　　　　B. 平冲降逆
    C. 温通经脉　　　　　　D. 散寒止痛
13. 不宜与附子同用的是（　　）
    A. 半夏　　　B. 白及　　　　C. 白蔹　　　　D. 天花粉
14. 吴茱萸的功效是（　　）
    A. 回阳救逆　　　　　　B. 散寒止痛
    C. 降逆止呕　　　　　　D. 补益肝肾
15. 肉桂的功效是（　　）
    A. 补火助阳　　　　　　B. 回阳救逆
    C. 散寒止痛　　　　　　D. 引火归原
16. 可治疗肾阳虚证的是（　　）
    A. 附子　　　B. 丁香　　　　C. 刀豆　　　　D. 高良姜

参考答案

A 型题　1~4　　DCDB

B 型题　1~8　　AADABDBC

　　　　9~11　　DBD

　　　　12~13　CC

X 型题　1~5　　BC　ABCD　AC　ABD　AD

　　　　6~10　　BD　BC　BC　BC　AC

　　　　11~16　BD　CD　ABCD　BC　ACD　ABC

理气药预测题

A 型题

1. 香附和郁金均有的功效是（　　　）

　　A. 疏肝解郁　B. 调经止痛　　C. 利胆退黄　　　D. 行气止痛

2. 专入胃经，善降胃气而止呃逆的是（　　　）

　　A. 陈皮　　　B. 檀香　　　C. 刀豆　　　　D. 柿蒂

3. 为治湿热泻痢，里急后重要药的是（　　　）

　　A. 陈皮　　　B. 枳实　　　C. 木香　　　　D. 大腹皮

4. 最能疏肝解郁，治肝郁气滞证的是（　　　）

　　A. 陈皮　　　B. 枳实　　　C. 木香　　　　D. 香附

5. 木香与黄连配伍常用来治疗（　　　）

　　A. 泻痢里急后重　　　　　B. 腹痛、胁痛

　　C. 黄疸　　　　　　　　　D. 疝气

6. 善调经止痛，为妇科调经要药的是（　　　）

　　A. 川楝子　　B. 乌药　　　C. 木香　　　　D. 香附

7. 可利水消肿的是（　　　）

　　A. 荔枝核　　B. 青木香　　C. 大腹皮　　　D. 香橼

8. 木香和香附均有的功效是（　　　）

　　A. 行气止痛　B. 疏肝利胆　　C. 疏肝解郁　　D. 调经止痛

9. 可理气止痛、开郁醒脾的是（　　　）

　　A. 陈皮　　　B. 青皮　　　C. 甘松　　　　D. 香附

B 型题

　　A. 青木香　　B. 乌药　　　C. 香附　　　　D. 荔枝核

1. 治肝气郁结之胁肋胀痛，首选的是（　　　）

2. 善调经止痛，为妇科调经要药的是（　　　）

　　A. 佛手　　　B. 玫瑰花　　C. 薤白　　　　D. 梅花

3. 治肝气郁滞之月经不调、乳房胀痛的是（　　）

4. 治梅核气的是（　　）

5. 治脘腹痞满胀痛，泻痢里急后重的是（　　）

　　A. 陈皮　　　　B. 青皮　　　　C. 大腹皮　　　D. 香附

6. 辛苦温，归脾、肺经的是（　　）

7. 归肝、脾、三焦经的是（　　）

8. 归脾、胃、大肠、小肠经的是（　　）

　　A. 丁香　　　　B. 沉香　　　　C. 木香　　　　D. 檀香

9. 归脾、胃、大肠、胆、三焦经的是（　　）

10. 归脾、胃、心、肺经的是（　　）

11. 归脾、胃、肾经的是（　　）

　　A. 荔枝核　　B. 木香　　　　C. 乌药　　　　D. 川楝子

12. 可杀虫，治虫积腹痛的是（　　）

13. 治肾阳不足、膀胱虚冷之遗尿的是（　　）

14. 善行脾胃之气滞的是（　　）

15. 善治睾丸肿痛的是（　　）

　　A. 香附　　　　B. 木香　　　　C. 枳壳　　　　D. 刀豆

16. 可治肾虚腰痛的是（　　）

17. 长于行气开胸，宽中除胀的是（　　）

18. 生用行气力强，煨用行气力缓而实肠止泻的是（　　）

19. 可健脾消食的是（　　）

20. 可疏肝解郁，调经止痛的是（　　）

　　A. 理气健脾，燥湿化痰　　　B. 疏肝破气，消积化滞
　　C. 破气消积，化痰散痞　　　D. 理气宽中，行滞消胀

21. 陈皮的功效是（　　）

22. 青皮的功效是（　　）

23. 枳实的功效是（　　）

24. 枳壳的功效是（　　）

X 型题

1. 陈皮的主治是（　　　）

    A. 脾胃气滞证   B. 呕吐呃逆

    C. 寒痰咳嗽   D. 胸痹

2. 青皮的主治是（　　　）

    A. 脾胃气滞证   B. 气滞脘腹疼痛

    C. 食积腹痛   D. 癥瘕积聚

3. 枳实的主治是（　　　）

    A. 湿热泻痢 B. 胸痹   C. 脏器下垂   D. 水肿胀满

4. 木香的主治是（　　　）

    A. 泻痢里急后重   B. 肾虚气喘

    C. 黄疸   D. 脾胃气滞证

5. 香附的功效是（　　　）

    A. 疏肝解郁 B. 理气宽中   C. 调经止痛   D. 行气活血

6. 可纳气平喘的是（　　　）

    A. 磁石   B. 沉香   C. 蛤蚧   D. 补骨脂

7. 佛手和香橼均有的功效是（　　　）

    A. 疏肝理气 B. 宽中   C. 燥湿化痰   D. 和胃止痛

8. 可治泻痢的是（　　　）

    A. 木香   B. 薤白   C. 枳实   D. 白头翁

9. 可治胸痹的是（　　　）

    A. 陈皮   B. 枳实   C. 檀香   D. 薤白

10. 入汤剂宜后下的是（　　　）

    A. 木香   B. 沉香   C. 檀香   D. 香附

11. 可治呃逆的是（　　　）

    A. 陈皮   B. 檀香   C. 刀豆   D. 柿蒂

12. 玫瑰花的功效是（　　　）

    A. 疏肝解郁   B. 理气和中

    C. 化痰散结   D. 和血止痛

13. 梅花的功效是（　　　）

    A. 疏肝解郁   B. 理气和中

C. 化痰散结　　　　　　D. 活血止痛

14. 玫瑰花的主治是（　　　）

　　A. 肝胃气痛　　　　　B. 月经不调

　　C. 梅核气　　　　　　D. 跌打伤痛

15. 梅花的主治是（　　　）

　　A. 肝胃气痛　　　　　B. 月经不调

　　C. 梅核气　　　　　　D. 跌打伤痛

16. 可治黄疸的是（　　　）

　　A. 陈皮　　B. 木香　　　C. 香附　　　D. 郁金

17. 香附的主治是（　　　）

　　A. 胁肋胀痛　　　　　B. 月经不调

　　C. 气滞腹痛　　　　　D. 胃脘疼痛

18. 青皮的功效是（　　　）

　　A. 化痰散痞　　　　　B. 疏肝破气

　　C. 消积化滞　　　　　D. 健脾消食

19. 可疏肝解郁的是（　　　）

　　A. 陈皮　　B. 香附　　　C. 梅花　　　D. 乌药

20. 甘松的功效是（　　　）

　　A. 调经止痛　　　　　B. 理气止痛

　　C. 开郁醒脾　　　　　D. 化痰散结

21. 沉香的功效是（　　　）

　　A. 健脾消食　　　　　B. 行气止痛

　　C. 温中止呕　　　　　D. 纳气平喘

22. 檀香的功效是（　　　）

　　A. 健脾消食　　　　　B. 纳气平喘

　　C. 行气温中　　　　　D. 开胃止痛

23. 可活血止痛、疏肝解郁的是（　　　）

　　A. 梅花　　B. 月季花　　C. 玫瑰花　　D. 郁金

24. 可疏肝解郁的是（　　　）

　　A. 梅花　　B. 月季花　　C. 玫瑰花　　D. 郁金

25. 可疏肝解郁、理气宽中的是（　　）
    A. 梅花　　 B. 香附　　　 C. 佛手　　 D. 香橼

参考答案

A 型题　1~5　　ADCDA
　　　　6~9　　DCAC
B 型题　1~5　　CCBDC
　　　　6~10　ADCCD
　　　　11~15　BDCBA
　　　　16~20　DCBBA
　　　　21~24　ABCD
X 型题　1~5　　ABCD　ABCD　ABC　ACD　ABC
　　　　6~10　ABCD　ABC　ABCD　ABCD　BC
　　　　11~15　ACD　AD　ABC　ABD　AC
　　　　16~20　BD　ABCD　BC　BC　BC
　　　　21~25　BCD　CD　BCD　ABCD　ABCD

消食药预测题

A. 山楂　　　B. 神曲　　　　C. 鸡内金　　　D. 莱菔子

1. 性味辛甘温的是（　　　）

2. 性味酸甘微温的是（　　　）

3. 常用来助金石类药物消化的是（　　　）

A. 稻芽　　　B. 麦芽　　　　C. 鸡内金　　　D. 莱菔子

4. 可疏肝解郁的是（　　　）

5. 可回乳的是（　　　）

6. 甘温，归脾、胃经的是（　　　）

7. 可消食和中，健脾开胃的是（　　　）

A. 山楂　　　B. 麦芽　　　　C. 鸡内金　　　D. 莱菔子

8. 尤宜治咳喘痰壅、胸闷兼食积者的是（　　　）

9. 甘平，归脾、胃、小肠、膀胱经的是（　　　）

10. 可用于肾虚遗精遗尿的是（　　　）

11. 常用于治石淋的是（　　　）

12. 性味辛甘平的是（　　　）

13. 擅长消化肉食类积滞的是（　　　）

14. 擅长消化米面薯芋类积滞的是（　　　）

15. 可治各种食积证的是（　　　）

16. 炒焦、炒炭多用于止泻痢的是（　　　）

X 型题

1. 山楂的功效是（　　　）

A. 消食化积　B. 行气散瘀　　C. 止泻止痢　　D. 化浊降脂

2. 焦三仙是指哪几味药（　　　）

A. 焦山楂　　B. 焦神曲　　　C. 焦麦芽　　　D. 焦谷芽

3. 麦芽和稻芽均有的功效是（　　　）

　　A. 消食和中　B. 健胃　　　　C. 回乳消胀　　D. 疏肝解郁

4. 麦芽可治疗（　　　）

　　A. 米面薯芋食滞　　　　　　B. 妇女断乳

　　C. 咳喘痰多　　　　　　　　D. 肝气郁滞

5. 山楂可以治疗的疾病有（　　　）

　　A. 瘀阻腹痛　B. 肉食积滞　　C. 乳房胀痛　　D. 遗精遗尿

6. 可化浊降脂而治高脂血症的药物是（　　　）

　　A. 山楂　　　B. 泽泻　　　　C. 制何首乌　　D. 银杏叶

参考答案

B 型题　1~3　　BAB

　　　　4~7　　BBAA

　　　　8~16　DCCCD　ABCA

X 型题　1~6　　ABCD　ABC　AB　ABD　AB　ABCD

驱虫药预测题

1. 可杀虫疗癣的是（　　　）

A. 榧子　　　　B. 苦楝皮　　　　C. 槟榔　　　　D. 南瓜子

2. 可润肺止咳的是（　　　）

A. 槟榔　　　　B. 苦楝皮　　　　C. 榧子　　　　D. 雷丸

3. 可治水肿的是（　　　）

A. 槟榔　　　　B. 鹤草芽　　　　C. 榧子　　　　D. 雷丸

4. 可安蛔止痛，和胃止呕的是（　　　）

A. 牵牛子　　　B. 川楝子　　　　C. 槟榔　　　　D. 乌梅

5. 能杀虫，又行气止痛的是（　　　）

A. 石榴皮　　　B. 川楝子　　　　C. 雄黄　　　　D. 椿皮

6. 可润燥通便的是（　　　）

A. 鹤草芽　　　B. 榧子　　　　C. 槟榔　　　　D. 南瓜子

7. 可润肺止咳的是（　　　）

A. 南瓜子　　　B. 苦楝皮　　　　C. 榧子　　　　D. 雷丸

8. 下列驱虫药中，性味甘、温，归脾、胃经的是（　　　）

A. 南瓜子　　　B. 鹤草芽　　　　C. 槟榔　　　　D. 使君子

9. 下列驱虫药中，性味甘、平，归肺、胃、大肠经的是（　　　）

A. 南瓜子　　　B. 苦楝皮　　　　C. 槟榔　　　　D. 榧子

10. 南瓜子研粉调服的用量是（　　　）

A. 1～3 g　　　　　　　　　B. 3～10 g

C. 30～45 g　　　　　　　　D. 60～120 g

A. 槟榔　　　　B. 苦楝皮　　　　C. 使君子　　　　D. 雷丸

1. 苦寒，归肝、脾、胃经的是（　　　）

2. 辛苦温，归胃、大肠经的是（　　　）

3. 甘温，归脾、胃经的是（　　　）

4. 有效成分难溶于水，需要久煎的是（　　　）

5. 善行胃肠之气，消积导滞兼能缓泻通便的是（　　　）

6. 可治泻痢后重的是（　　　）

7. 服用时忌饮茶的是（　　　）

8. 可治疟疾的是（　　　）

9. 可治水肿的是（　　　）

X 型题

1. 下列关于驱虫药的叙述错误的是（　　　）

    A. 多入脾、胃、大肠经

    B. 多与泻下药同用

    C. 饭后服以减少胃肠道刺激

    D. 虫体蠕动引起腹痛时宜急于驱虫

2. 苦楝皮和川楝子均有的功效是（　　　）

    A. 行气　　　　B. 杀虫　　　　C. 止痛　　　　D. 疗癣

3. 能杀虫消积的中药有（　　　）

    A. 使君子　　B. 槟榔　　　　C. 雷丸　　　　D. 榧子

4. 大腹皮和槟榔均有的功效是（　　　）

    A. 行气　　　　B. 利水　　　　C. 杀虫　　　　D. 截疟

5. 下列关于驱虫药的用法正确的是（　　　）

    A. 服用使君子时忌茶

    B. 气虚下陷者忌用槟榔

    C. 雷丸饭后用温开水调服

    D. 苦楝皮有毒，不宜过量或久服

6. 关于使君子用法的叙述正确的是（　　　）

    A. 小儿每岁 1~1.5 粒，1 日总量不超过 20 粒

    B. 空腹服用，每日 1 次，连用 3 日

    C. 大量服用可致呃逆、眩晕、呕吐、腹泻

    D. 与热茶同服能引起呃逆、腹泻

7. 可杀蛔虫的是 (　　　)

    A. 槟榔　　　B. 苦楝皮　　　C. 榧子　　　D. 雷丸

8. 善杀蛔虫的是 (　　　)

    A. 槟榔　　　B. 苦楝皮　　　C. 使君子　　　D. 鹤草芽

9. 善杀绦虫的是 (　　　)

    A. 槟榔　　　B. 苦楝皮　　　C. 雷丸　　　D. 鹤草芽

10. 可杀绦虫的是 (　　　)

    A. 南瓜子　　B. 雷丸　　　C. 榧子　　　D. 鹤草芽

11. 可广谱杀虫的是 (　　　)

    A. 槟榔　　　B. 苦楝皮　　　C. 榧子　　　D. 雷丸

12. 槟榔的功效有 (　　　)

    A. 行气　　　B. 利水　　　C. 截疟　　　D. 消积

13. 可治血吸虫病的是 (　　　)

    A. 南瓜子　　B. 苦楝皮　　　C. 槟榔　　　D. 雷丸

14. 可通便的是 (　　　)

    A. 雷丸　　　B. 榧子　　　C. 槟榔　　　D. 鹤草芽

15. 可杀虫、行气的是 (　　　)

    A. 大腹皮　　B. 苦楝皮　　　C. 槟榔　　　D. 川楝子

参考答案

A 型题　1~5　　BCADB

        6~10　BCDDD

B 型题　1~5　　BACBA

        6~9　　ACAA

X 型题　1~5　　CD　BD　ABCD　AB　ABCD

        6~10　ABCD　ABCD　BC　ACD　ABCD

        11~15　ABCD　ABCD　AC　BCD　CD

止血药预测题

A 型题

1. 能凉血止血、化瘀止血的是（　　　）

    A. 侧柏叶　　　B. 茜草　　　　　C. 三七　　　　　D. 苎麻根

2. 善治上部火热之衄血、咯血、吐血的是（　　　）

    A. 苎麻根　　　B. 槐花　　　　　C. 地榆　　　　　D. 白茅根

3. 止血不留瘀、化瘀不伤正的止血药是（　　　）

    A. 仙鹤草　　　B. 白及　　　　　C. 三七　　　　　D. 茜草

4. 可理气止痛、和中止呕的是（　　　）

    A. 三七　　　　B. 蒲黄　　　　　C. 花蕊石　　　　D. 降香

5. 补虚强壮，可治脱力劳伤的是（　　　）

    A. 紫珠　　　　B. 白及　　　　　C. 蒲黄　　　　　D. 仙鹤草

6. 能凉血止血、利尿通淋的是（　　　）

    A. 小蓟　　　　B. 大蓟　　　　　C. 蒲黄　　　　　D. 血余炭

7. 可治胃寒呕吐、脾虚久泻的是（　　　）

    A. 艾叶　　　　B. 三七　　　　　C. 紫珠　　　　　D. 灶心土

B 型题

    A. 艾叶　　　　B. 炮姜　　　　　C. 灶心土　　　　D. 血余炭

1. 主治下元虚冷，冲任不固所致的崩漏下血的是（　　　）

2. 辛苦温，有小毒，归肝、脾、肾经的是（　　　）

3. 温经脉，暖宫寒，止冷痛，善调经的是（　　　）

4. 化瘀通窍，通利水道，治小便不利的是（　　　）

5. 善暖脾胃，为治虚寒性腹痛之佳品的是（　　　）

    A. 白及　　　　B. 仙鹤草　　　　C. 紫珠　　　　　D. 棕榈炭

6. 苦甘涩微寒，归肺、胃、肝经的是（　　　）

7. 苦涩凉，归肺、胃、肝经的是（　　　）

8. 外疡消肿生肌的常用药是（　　）

9. 能止泻止带的是（　　）

    A. 槐花　　　B. 侧柏叶　　　C. 地榆　　　D. 白茅根

10. 善治水火烫伤的是（　　）

11. 能涩肠止痢，对血痢不止有良效的是（　　）

12. 善清泻大肠火热而止血的是（　　）

13. 能化痰止咳的是（　　）

    A. 三七　　　B. 茜草　　　C. 蒲黄　　　D. 棕榈炭

14. 可活血消肿，为伤科要药的是（　　）

15. 为妇科调经要药的是（　　）

    A. 大蓟　　　B. 地榆　　　C. 槐花　　　D. 侧柏叶

16. 既治血热出血，又治水火烫伤的是（　　）

17. 既治血热出血，又治肺热咳嗽的是（　　）

    A. 灶心土　　B. 苎麻根　　　C. 艾叶　　　D. 仙鹤草

18. 能凉血止血、安胎的是（　　）

19. 能温经止血、安胎的是（　　）

20. 能收敛止血、补虚的是（　　）

21. 能温经止血、止泻的是（　　）

X 型题

1. 能化瘀止血、收敛止血的是（　　）

    A. 花蕊石　　B. 蒲黄　　　C. 白及　　　D. 血余炭

2. 能凉血止血、收敛止血的是（　　）

    A. 侧柏叶　　B. 地榆　　　C. 紫珠　　　D. 马齿苋

3. 可治尿血、血淋的是（　　）

    A. 血余炭　　B. 小蓟　　　C. 蒲黄　　　D. 白茅根

4. 善治崩漏下血的是（　　）

    A. 棕榈炭　　B. 地榆　　　C. 槐花　　　D. 艾叶

5. 可治胃热呕吐的是（　　）

    A. 白茅根　　B. 芦根　　　C. 竹茹　　　D. 枇杷叶

6. 关于止血药的使用，正确的是（　　）

A. 下部出血病证应当配伍升举之品

B. 上部出血病证应当配伍降气之品

C. 出血有瘀滞者不宜单独使用凉血止血药

D. 出血有瘀滞者不宜单独使用收敛止血药

7. 大蓟、小蓟均有的功效是（　　）

　A. 凉血止血　　　　　　　B. 清肝泻火

　C. 利尿通淋　　　　　　　D. 散瘀解毒消痈

8. 白茅根可治疗的病证是（　　）

　A. 尿血血淋　B. 胃热呕吐　C. 肺热咳嗽　D. 黄疸

9. 可治血热胎动不安的是（　　）

　A. 苎麻根　　B. 砂仁　　　C. 黄芩　　　D. 桑寄生

10. 三七可治疗的病证有（　　）

　A. 各种出血　　　　　　　B. 跌打损伤

　C. 痈疽肿痛　　　　　　　D. 热淋涩痛

11. 五灵脂和蒲黄均有的功效是（　　）

　A. 化瘀止血　　　　　　　B. 活血止痛

　C. 收敛止血　　　　　　　D. 利尿通淋

12. 常用治血痢的是（　　）

　A. 地榆　　B. 仙鹤草　　C. 紫珠　　　D. 侧柏叶

13. 可止呕的是（　　）

　A. 降香　　B. 白茅根　　C. 棕榈炭　　D. 灶心土

14. 艾叶的功效是（　　）

　A. 温经止血　　　　　　　B. 散寒调经

　C. 安胎　　　　　　　　　D. 温中止痛

15. 多用于治疗崩漏的是（　　）

　A. 白及　　B. 紫珠　　　C. 艾叶　　　D. 棕榈炭

16. 多用于肺胃出血之证的是（　　）

　A. 白及　　B. 紫珠　　　C. 艾叶　　　D. 棕榈炭

17. 善治便血、痔血的是（　　）

　A. 小蓟　　B. 地榆　　　C. 槐花　　　D. 侧柏叶

18. 善治脾不统血之出血的是（　　）

A. 艾叶　　 B. 灶心土　　 C. 炮姜　　　　 D. 仙鹤草

19. 芦根与白茅根均可治疗的疾病有（　　　）

A. 肺热咳嗽　　　　　　 B. 胃热呕吐

C. 热淋涩痛　　　　　　 D. 血热出血

20. 能安胎又能凉血解毒的药物是（　　　）

A. 黄芩　　　　　　　　 B. 艾叶

C. 苎麻根　　　　　　　 D. 菟丝子

21. 能治肺热咳嗽的是（　　　）

A. 白茅根　　　　　　　 B. 芦根

C. 侧柏叶　　　　　　　 D. 三七

22. 花蕊石的功效是（　　　）

A. 化瘀止血　　　　　　 B. 收敛止血

C. 凉血止血　　　　　　 D. 温经止血

23. 可散瘀解毒消痈的是（　　　）

A. 小蓟　　 B. 大蓟　　 C. 侧柏叶　　 D. 地榆

24. 既可止血，又可利尿的是（　　　）

A. 小蓟　　 B. 蒲黄　　 C. 苎麻根　　 D. 白茅根

25. 可清热利尿的有（　　　）

A. 小蓟　　 B. 石韦　　 C. 白茅根　　 D. 芦根

26. 石韦和白茅根均具有的功效是（　　　）

A. 凉血止血　　　　　　 B. 清热利尿

C. 活血化瘀　　　　　　 D. 清肺热

27. 可活血通经、利尿通淋的中药有（　　　）

A. 瞿麦　　 B. 牛膝　　 C. 琥珀　　 D. 丹参

参考答案

A 型题　1~7　　 BDCDDAD

B 型题　1~5　　 AAADB

　　　　6~9　　 ACAD

　　　　10~13　 CCAB

　　　　14~15　 AB

16~17　BD

18~21　BCDA

X 型题　1~5　　ABD　ABCD　ABCD　ABD　ABCD

6~10　　ABCD　AD　ABCD　AC　ABC

11~15　AB　AB　ABD　ABC　CD

16~20　AB　BCD　BC　ABC　AC

21~25　ABC　AB　AB　ABCD　ABCD

26~27　ABD　ABC

活血化瘀药预测题

A 型题

1. 能破宿血、补新血的是（　　　）

    A. 丹参　　　　B. 红花　　　　　C. 桃仁　　　　　D. 益母草

2. 可治咳嗽气喘的是（　　　）

    A. 益母草　　　B. 桃仁　　　　　C. 鸡血藤　　　　D. 王不留行

3. 外用可作发疱疗法的是（　　　）

    A. 巴豆　　　　B. 鸦胆子　　　　C. 斑蝥　　　　　D. 马钱子

4. 能活血止痛、消肿生肌的是（　　　）

    A. 川芎　　　　B. 姜黄　　　　　C. 没药　　　　　D. 延胡索

5. 具有活血止痛、补肾强骨功效的是（　　　）

    A. 刘寄奴　　　B. 儿茶　　　　　C. 骨碎补　　　　D. 血竭

B 型题

    A. 土鳖虫　　　B. 苏木　　　　　C. 骨碎补　　　　D. 马钱子

1. 常用治积聚痞块的是（　　　）

2. 常用治风湿顽痹、拘挛疼痛、麻木瘫痪的是（　　　）

3. 常用治妇科瘀滞经产诸证的是（　　　）

4. 能温补肾阳、强筋健骨的是（　　　）

5. 治肾虚腰痛、耳鸣、牙痛、久泻的是（　　　）

    A. 丹参　　　　B. 牛膝　　　　　C. 鸡血藤　　　　D. 王不留行

6. 治经脉不畅、脉络不和病证常用的是（　　　）

7. 善治多种淋证的是（　　　）

8. 可除烦安神，治热病烦躁神昏的是（　　　）

    A. 活血祛瘀，行气止痛　　　B. 活血祛瘀，祛风除湿

    C. 活血止痛，化瘀止血　　　D. 破血行气，消积止痛

9. 血竭、五灵脂的功效共同点是（　　　）

10. 莪术、三棱的功效共同点是（　　　）

X 型题

1. 川芎可治疗的病证有（　　　）

    A. 血瘀胁痛　B. 各种头痛　　　　C. 风湿痹痛　　　D. 血瘀经闭

2. 血竭和蒲黄均有的功效是（　　　）

    A. 化瘀止血　B. 活血止痛　　　　C. 收敛止血　　　D. 利尿通淋

3. 银杏叶的功效有（　　　）

    A. 活血化瘀　B. 通络止痛　　　　C. 敛肺平喘　　　D. 化浊降脂

4. 红花的主治有（　　　）

    A. 血滞痛经　B. 癥瘕积聚　　　　C. 胸痹心痛　　　D. 瘀滞斑疹

5. 可治肠痈的是（　　　）

    A. 薏苡仁　　B. 桃仁　　　　　C. 大血藤　　　　D. 败酱草

6. 牛膝性善下行表现在（　　　）

    A. 利水通淋　B. 导热下泻　　　　C. 引血下行　　　D. 引药下行

7. 牛膝可治疗的病证是（　　　）

    A. 肝阳上亢之头痛眩晕

    B. 胃火上炎之牙龈肿痛、口舌生疮

    C. 气火上逆之吐血、衄血

    D. 湿热痿证

8. 具有续筋接骨功效的药物是（　　　）

    A. 土鳖虫　　　　　　　　　B. 自然铜

    C. 骨碎补　　　　　　　　　D. 昆明山海棠

9. 以下药物，可治食积腹痛的是（　　　）

    A. 儿茶　　　B. 刘寄奴　　　C. 三棱　　　　　D. 莪术

10. 莪术和三棱均有的功效是（　　　）

    A. 破血行气　　　　　　　　B. 消积止痛

    C. 通经下乳　　　　　　　　D. 消肿排脓

11. 莪术和三棱均有的主治是（　　　）

    A. 风湿痹痛　　　　　　　　B. 食积腹痛

    C. 跌打损伤　　　　　　　　D. 癥瘕积聚

12. 水蛭的功效是（　　）
    A. 破血通经　　　　　　　B. 攻毒蚀疮
    C. 逐瘀消癥　　　　　　　D. 消肿排脓

13. 虻虫的功效是（　　）
    A. 破血逐瘀　　　　　　　B. 攻毒蚀疮
    C. 散积消癥　　　　　　　D. 消肿排脓

14. 有关斑蝥的用法正确的是（　　）
    A. 内服多入丸散，0.3~0.6 g
    B. 可研末敷贴，或酒、醋浸涂
    C. 配青黛、丹参可缓其毒
    D. 可作发疱疗法

15. 均可治疗产后乳汁不下的是（　　）
    A. 王不留行　　　　　　　B. 冬葵子
    C. 漏芦　　　　　　　　　D. 木通/通草

16. 儿茶的功效是（　　）
    A. 活血疗伤　　　　　　　B. 止血生肌
    C. 消食化积　　　　　　　D. 清肺化痰

17. 刘寄奴的功效是（　　）
    A. 散瘀止痛　　　　　　　B. 疗伤止血
    C. 破血通经　　　　　　　D. 收湿敛疮

18. 胃弱者慎用的是（　　）
    A. 没药　　B. 延胡索　　C. 姜黄　　D. 乳香

19. 王不留行的主治是（　　）
    A. 乳痈肿痛　　　　　　　B. 血虚不荣
    C. 多种淋证　　　　　　　D. 乳汁不下

20. 可化瘀止血的中药有（　　）
    A. 五灵脂　　B. 血竭　　C. 降香　　D. 花蕊石

21. 可治月经不调的是（　　）
    A. 丹参　　B. 牛膝　　C. 鸡血藤　　D. 王不留行

22. 对皮肤有腐蚀性，可用来蚀疮的是（　　）
    A. 巴豆　　B. 鸦胆子　　C. 斑蝥　　D. 马钱子

23. 既入血分又入气分的是（　　）
    A. 川芎　　B. 延胡索　　C. 姜黄　　D. 乳香
24. 可化瘀止血、活血止痛的是（　　）
    A. 三七　　B. 五灵脂　　C. 血竭　　D. 蒲黄
25. 丹参具有的功效有（　　）
    A. 利尿通淋　　　　B. 凉血消痈
    C. 除烦安神　　　　D. 祛瘀止痛
26. 为伤科常用的是（　　）
    A. 乳香/土鳖虫　　　B. 骨碎补/三七
    C. 血竭　　　　　　D. 苏木/自然铜
27. 可活血通经、利尿通淋的是（　　）
    A. 牛膝　　B. 琥珀　　C. 王不留行　　D. 石韦
28. 可活血、行气、止痛的是（　　）
    A. 川芎　　B. 延胡索　　C. 姜黄　　D. 郁金
29. 可利尿通淋的是（　　）
    A. 蒲黄　　B. 小蓟　　C. 石韦　　D. 郁金
30. 益母草和泽兰均具有的功效是（　　）
    A. 清热解毒　　　　B. 活血调经
    C. 利水消肿　　　　D. 祛瘀消痈
31. 牛膝具有的功效是（　　）
    A. 镇惊安神　　　　B. 活血通经
    C. 利尿通淋　　　　D. 补肝肾
32. 琥珀具有的功效是（　　）
    A. 镇惊安神　　　　B. 活血通经
    C. 利尿通淋　　　　D. 散瘀消癥
33. 桃仁具有的功效是（　　）
    A. 利水消肿　　　　B. 润肠通便
    C. 活血祛瘀　　　　D. 止咳平喘
34. 可破血、逐瘀、消癥的是（　　）
    A. 王不留行　　　　B. 水蛭
    C. 虻虫　　　　　　D. 斑蝥

35. 可疏肝解郁的是（　　）
    A. 梅花　　　B. 月季花　　　C. 玫瑰花　　　D. 郁金
36. 可活血止痛、疏肝解郁的是（　　）
    A. 香附　　　B. 月季花　　　C. 玫瑰花　　　D. 郁金
37. 可活血通经、利尿通淋的是（　　）
    A. 丹参　　　B. 琥珀　　　C. 牛膝　　　D. 王不留行
38. 可活血补血、调经止痛的是（　　）
    A. 红花　　　B. 月季花　　　C. 鸡血藤　　　D. 当归
39. 桃仁的主治病证有（　　）
    A. 血滞痛经　　　　　　　B. 肺痈
    C. 胸痹心痛　　　　　　　D. 肠痈
40. 可化浊降脂而治高脂血症的药物是（　　）
    A. 山楂　　　B. 泽泻　　　C. 制何首乌　　　D. 银杏叶

参考答案

A 型题　1~5　ABCCC

B 型题　1~5　ADBCC
　　　　6~8　CDA
　　　　9~10　CD

X 型题　1~5　ABCD　AB　ABCD　ABCD　ABCD
　　　　6~10　ABCD　ABCD　ABCD　BCD　AB
　　　　11~15　BCD　AC　AC　BCD　ABCD
　　　　16~20　ABD　ABC　AD　ACD　ABCD
　　　　21~25　ABCD　ABC　ABCD　ABCD　BCD
　　　　26~30　ABCD　ABC　ABCD　ABC　BCD
　　　　31~35　BCD　ABCD　BCD　BCD　ABCD
　　　　36~40　BCD　BCD　CD　ABCD　ABCD

化痰止咳平喘药预测题

A 型题

1. 可治肺痈、肠痈、乳痈的是（　　　）

   A. 鱼腥草　　B. 天花粉　　　C. 瓜蒌　　　　D. 大血藤

2. 功专坠降以治顽痰、老痰胶结的是（　　　）

   A. 海藻　　　B. 礞石　　　　C. 海蛤壳　　　D. 海浮石

3. 莱菔子和紫苏子均有的功效是（　　　）

   A. 消食除胀　B. 降气化痰　　C. 润肠通便　　D. 止咳平喘

4. 既可降肺气止咳，又可降胃气止呕的是（　　　）

   A. 白前　　　B. 苦杏仁　　　C. 紫苏子　　　D. 旋覆花

5. 可麻醉止痛的是（　　　）

   A. 鱼腥草　　B. 马兜铃　　　C. 洋金花　　　D. 枇杷叶

6. 可止带缩尿的是（　　　）

   A. 桑白皮　　B. 葶苈子　　　C. 白果　　　　D. 洋金花

7. 可平肝镇惊的是（　　　）

   A. 皂荚　　　B. 礞石　　　　C. 白附子　　　D. 芥子

8. 止咳宜炙用，止呕宜生用的药物是（　　　）

   A. 枇杷叶　　B. 紫菀　　　　C. 款冬花　　　D. 生姜

B 型题

   A. 半夏　　　B. 天南星　　　C. 白附子　　　D. 芥子

1. 善除"皮里膜外"之痰，治阴疽流注的是（　　　）

2. 可用于三伏贴，治哮喘的是（　　　）

3. 可用于治痰饮内盛，胃气失和而夜寐不安的是（　　　）

4. 其性上行，尤善治头面部诸疾的是（　　　）

   A. 浙贝母　　B. 瓜蒌　　　　C. 竹茹　　　　D. 川贝母

5. 虚劳咳嗽、肺热燥咳首选（　　　）

6. 风热咳嗽、痰热咳嗽均可用的是（　　　）

　　A. 竹茹　　　　B. 竹沥　　　　C. 瓜蒌　　　　D. 天竺黄

7. 治痰火内扰之心烦不寐者首选的是（　　　）

8. 性寒滑利的是（　　　）

9. 可凉血止血的是（　　　）

　　A. 桑白皮　　B. 葶苈子　　　C. 白果　　　　D. 洋金花

10. 治肺热咳喘最适宜的是（　　　）

11. 治痰涎壅盛，喘息不得平卧首选的是（　　　）

12. 善治风水、皮水的是（　　　）

13. 可治悬饮、胸腹积水、结胸的是（　　　）

14. 可止带缩尿的是（　　　）

　　A. 百部　　　B. 苦杏仁　　　C. 白果　　　　D. 桔梗

15. 可治妇女带下，色清质稀的是（　　　）

16. 有毒，小儿使用尤当注意的是（　　　）

17. 用量过大易致恶心呕吐的是（　　　）

18. 有小毒，婴儿慎用的是（　　　）

19. 载药上行，为舟楫之剂的是（　　　）

　　A. 皂荚　　　B. 白附子　　　C. 半夏　　　　D. 芥子

20. 可温肺化痰的是（　　　）

21. 可祛痰开窍的是（　　　）

22. 可祛风痰的是（　　　）

23. 可消痞散结的是（　　　）

　　A. 清热化痰，消痈散结　　　B. 润肺下气，化痰止咳

　　C. 止咳平喘，润肠通便　　　D. 泻肺平喘，利水消肿

24. 川贝母、浙贝母功效的共同点是（　　　）

25. 紫菀、款冬花功效的共同点是（　　　）

26. 苦杏仁、紫苏子功效的共同点是（　　　）

27. 桑白皮、葶苈子功效的共同点是（　　　）

X 型题

1. 化痰药可治疗的病证有（　　）
   A. 眩晕　　　B. 失眠　　　　　C. 中风　　　　　D. 昏厥

2. 半夏可治疗的病证有（　　）
   A. 痞证　　　B. 结胸　　　　　C. 梅核气　　　　D. 痰涎壅肺

3. 天南星可治疗的病证有（　　）
   A. 痰湿咳喘　B. 痈疽肿痛　　　C. 风痰眩晕　　　D. 痞证

4. 白附子可治疗的病证有（　　）
   A. 痰湿咳喘　　　　　　　　B. 中风口眼㖞斜
   C. 痰厥眩晕　　　　　　　　D. 偏头风痛

5. 芥子可治疗的病证有（　　）
   A. 寒痰咳喘　B. 悬饮　　　　　C. 冷哮日久　　　D. 风痰眩晕

6. 关于芥子的用法正确的是（　　）
   A. 可穴位贴敷以治哮喘
   B. 可作发疱用
   C. 消化道溃疡者忌用
   D. 久咳肺虚及阴虚火旺者忌用

7. 可降气化痰的是（　　）
   A. 白前　　　B. 旋覆花　　　　C. 前胡　　　　　D. 紫苏子

8. 尤适宜治风热咳嗽的是（　　）
   A. 浙贝母　　B. 前胡　　　　　C. 白前　　　　　D. 川贝母

9. 瓜蒌可治疗的病证有（　　）
   A. 燥咳　　　B. 胸痹　　　　　C. 结胸　　　　　D. 乳痈

10. 以下药物擅长治顽痰胶结的是（　　）
    A. 竹茹　　　B. 竹沥　　　　　C. 皂荚　　　　　D. 礞石

11. 以下药物可利咽开音的是（　　）
    A. 蝉蜕　　　B. 诃子　　　　　C. 桔梗　　　　　D. 胖大海

12. 海藻和昆布均有的功效是（　　）
    A. 消痰软坚　　　　　　　　B. 清肺化痰
    C. 利水消肿　　　　　　　　D. 制酸止痛

13. 海蛤壳和海浮石均有的功效是（　　）

A. 清肺化痰   B. 软坚散结

C. 收涩敛疮   D. 利尿

14. 礞石的功效是（　　　）

A. 清肺化痰   B. 软坚散结

C. 坠痰下气   D. 平肝镇惊

15. 可治癫痫的是（　　　）

A. 竹沥   B. 礞石   C. 胆南星   D. 竹茹

16. 外感内伤、新嗽久咳均可用的是（　　　）

A. 白前   B. 紫菀   C. 百部   D. 款冬花

17. 既治肺热咳嗽，又治胃热呕吐的是（　　　）

A. 芦根   B. 白茅根   C. 竹茹   D. 枇杷叶

18. 洋金花的功效是（　　　）

A. 止咳平喘   B. 麻醉镇痛

C. 止痉   D. 止带缩尿

19. 竹茹的功效是（　　　）

A. 清热化痰   B. 除烦止呕

C. 定惊利窍   D. 凉血止血

20. 竹沥的功效是（　　　）

A. 清热豁痰   B. 除烦止呕

C. 定惊利窍   D. 清心定惊

21. 枇杷叶的功效是（　　　）

A. 清热化痰   B. 清肺止咳

C. 降逆止呕   D. 利水消肿

22. 胖大海的功效是（　　　）

A. 清肺化痰   B. 止咳平喘

C. 利咽开音   D. 润肠通便

23. 可治疗湿痰、寒痰所致咳喘的是（　　　）

A. 半夏   B. 天南星   C. 白附子   D. 芥子

24. 善祛风痰的是（　　　）

A. 旋覆花   B. 天南星   C. 白附子   D. 芥子

25. 善润肺止咳的是（　　　）

A. 紫菀　　B. 百部　　　C. 款冬花　　D. 苦杏仁

26. 马兜铃和枇杷叶均有的功效是（　　）

    A. 清肺化痰　　　　　　　B. 止咳平喘

    C. 清肠消痔　　　　　　　D. 降逆止呕

27. 桑白皮和葶苈子均有的功效是（　　）

    A. 泻肺平喘　　　　　　　B. 利水消肿

    C. 润肺止咳　　　　　　　D. 降气化痰

28. 可软坚散结的是（　　）

    A. 海藻　　　　　　　　　B. 黄药子

    C. 海蛤壳　　　　　　　　D. 海浮石/昆布

29. 常用治瘿瘤的是（　　）

    A. 海藻　　　　　　　　　B. 黄药子

    C. 海蛤壳　　　　　　　　D. 海浮石/昆布

30. 可利水的是（　　）

    A. 海藻/昆布　　　　　　　B. 黄药子

    C. 海蛤壳　　　　　　　　D. 海浮石

31. 紫苏子和苦杏仁均有的功效是（　　）

    A. 润肺止咳　　　　　　　B. 降气化痰

    C. 止咳平喘　　　　　　　D. 润肠通便

32. 紫菀和款冬花均有的功效是（　　）

    A. 润肺止咳　　　　　　　B. 降气化痰

    C. 降逆止呕　　　　　　　D. 润肠通便

33. 竹茹可治疗的病证有（　　）

    A. 心烦不寐　　　　　　　B. 痰热咳嗽

    C. 妊娠恶阻　　　　　　　D. 惊痫癫狂

34. 可治惊风、癫痫的是（　　）

    A. 竹茹　　B. 竹沥　　　C. 天竺黄　　D. 礞石

35. 可润肠通便的是（　　）

    A. 胖大海　　B. 瓜蒌　　C. 苦杏仁　　D. 紫苏子

36. 桔梗的功效是（　　）

    A. 宣肺　　B. 祛痰　　　C. 利咽　　D. 排脓

37. 天竺黄的功效是（　　　）
    A. 清热化痰　　　　　　　　B. 除烦止呕
    C. 清心定惊　　　　　　　　D. 凉血止血
38. 竹沥和天竺黄均有的功效是（　　　）
    A. 清热化痰　　　　　　　　B. 止呕
    C. 定惊　　　　　　　　　　D. 除烦
39. 可化浊降脂而治高脂血症的药物是（　　　）
    A. 山楂　　　B. 泽泻　　　C. 制何首乌　　　D. 银杏叶
40. 治久病咳嗽宜蜜炙用的是（　　　）
    A. 百部　　　B. 紫菀　　　C. 款冬花　　　D. 葶苈子

参考答案

A 型题　1~5　　CBBDC
        6~8　　CBA
B 型题　1~5　　DDACD
        6~10　AABAA
        11~15　BABCC
        16~20　CDBDD
        21~25　ABCAB
        26~27　CD
X 型题　1~5　　ABCD　ABCD　ABC　BCD　ABC
        6~10　ABCD　ABCD　AB　ABCD　BCD
        11~15　ABCD　AC　ABD　CD　ABC
        16~20　ABCD　ABCD　ABC　ABD　AC
        21~25　ABC　ACD　ABD　BC　ABC
        26~30　AB　AB　ABCD　ABCD　ACD
        31~35　CD　AB　ABC　BCD　ABCD
        36~40　ABCD　AC　AC　ABCD　ABC

安神药预测题

A 型题

1. 酸枣仁和柏子仁均有的功效是（　　）

　　A. 收敛固涩　B. 润肠通便　　C. 益肝　　　　D. 止汗

2. 可活血消肿的是（　　）

　　A. 酸枣仁　　B. 首乌藤　　　C. 灵芝　　　　D. 合欢皮

3. 可止咳平喘的是（　　）

　　A. 酸枣仁　　B. 合欢皮　　　C. 灵芝　　　　D. 柏子仁

4. 可补气安神的是（　　）

　　A. 首乌藤　　B. 合欢皮　　　C. 灵芝　　　　D. 酸枣仁

5. 可养血安神、祛风通络的是（　　）

　　A. 夜交藤　　B. 合欢皮　　　C. 当归　　　　D. 阿胶

B 型题

　　A. 龙骨　　　B. 磁石　　　　C. 朱砂　　　　D. 琥珀

1. 性味咸寒，归心、肝、肾经的是（　　）

2. 甘微寒，归心经的是（　　）

3. 甘涩平，归心、肝、肾经的是（　　）

4. 甘平，归心、肝、膀胱经的是（　　）

5. 吞服后不易消化，脾胃虚弱者慎用的是（　　）

6. 治肾虚肝旺，肝火上炎之心神不宁最宜的是（　　）

7. 治心火亢盛之心神不宁、烦躁不眠者最宜的是（　　）

　　A. 酸枣仁　　B. 柏子仁　　　C. 远志　　　　D. 灵芝

8. 可养心阴、益肝血的是（　　）

9. 性味辛苦温，归心、肾、肺经的是（　　）

10. 可交通心肾、安定神志、益智强识的是（　　）

11. 可补益肺气，止咳平喘的是（　　）

12. 可益肝、敛汗、生津的是（　　）

    A. 首乌藤　B. 合欢皮　　　C. 远志　　　　D. 灵芝

13. 可祛风通络的是（　　）

14. 可补气安神的是（　　）

15. 可解郁安神的是（　　）

16. 可益智安神的是（　　）

17. 可治血虚身痛、风湿痹痛的是（　　）

18. 可治跌打骨折的是（　　）

19. 可治虚劳证的是（　　）

20. 补心血，益心气，安心神的是（　　）

21. 适宜于治忿怒忧郁之烦躁失眠的是（　　）

X 型题

1. 关于朱砂的说法正确的是（　　）

    A. 不宜入煎剂　　　　　　　B. 水飞法炮制

    C. 孕妇禁用　　　　　　　　D. 入丸散，每次 1~5 g

2. 龙骨和牡蛎均有的功效是（　　）

    A. 重镇安神　B. 平肝潜阳　　C. 软坚散结　　D. 收敛固涩

3. 合欢皮的主治有（　　）

    A. 心神不宁　B. 跌打骨折　　C. 肺痈　　　　D. 惊痫癫狂

4. 不入煎剂，忌火煅的是（　　）

    A. 龙骨　　　B. 磁石　　　C. 朱砂　　　　D. 琥珀

5. 入汤剂宜先煎的是（　　）

    A. 龙骨　　　B. 磁石　　　C. 朱砂　　　　D. 琥珀

6. 可重镇安神的是（　　）

    A. 牡蛎　　　B. 磁石　　　C. 首乌藤　　　D. 合欢皮

7. 治视物昏花的是（　　）

    A. 龙骨　　　B. 磁石　　　C. 朱砂　　　　D. 琥珀

8. 可纳气平喘的中药有（　　）

    A. 蛤蚧　　　B. 磁石　　　C. 沉香　　　　D. 补骨脂

9. 首乌藤的主治有（　　）

A. 失眠多梦 B. 血虚身痛　　C. 风湿痹痛　　D. 皮肤瘙痒

10. 朱砂的功效有（　　　）

　　A. 镇惊安神　　　　　　　　B. 清心

　　C. 解毒　　　　　　　　　　D. 明目

11. 琥珀的功效有（　　　）

　　A. 镇惊安神　　　　　　　　B. 活血散瘀

　　C. 利尿通淋　　　　　　　　D. 聪耳明目

12. 磁石的功效有（　　　）

　　A. 镇惊安神　　　　　　　　B. 平肝潜阳

　　C. 收敛固涩　　　　　　　　D. 聪耳明目

13. 龙骨的功效有（　　　）

　　A. 镇惊安神　　　　　　　　B. 平肝潜阳

　　C. 收敛固涩　　　　　　　　D. 软坚散结

14. 牡蛎的功效有（　　　）

　　A. 重镇安神　　　　　　　　B. 潜阳补阴

　　C. 收敛固涩　　　　　　　　D. 软坚散结

15. 可养血安神的中药有（　　　）

　　A. 龙骨　　　B. 首乌藤　　　C. 大枣　　　　D. 龙眼肉

参考答案

A 型题　1~5　　DDCCA

B 型题　1~7　　BCADB　BC

　　　　8~12　　ACCDA

　　　　13~21　ADBCA　BDDB

X 型题　1~5　　ABC　ABD　ABC　CD　AB

　　　　6~10　　AB　BC　ABCD　ABCD　ABCD

　　　　11~15　ABC　ABD　ABC　ABCD　BCD

平肝息风药预测题

A 型题

1. 散风热宜生用，息风止痉多制用的是（　　　）

    A. 牛黄　　　B. 地龙　　　　C. 僵蚕　　　　　D. 蜈蚣

2. 甘平，归肝经的是（　　　）

    A. 天麻　　　B. 牛黄　　　　C. 僵蚕　　　　　D. 地龙

3. 可治疗滑脱诸证的是（　　　）

    A. 钩藤　　　B. 代赭石　　　C. 牡蛎　　　　　D. 罗布麻叶

4. 牛黄入丸散的用量是（　　　）

    A. 0.35~1 g　　　　　　　　　B. 1~3 g

    C. 0.05~0.1 g　　　　　　　　D. 0.15~0.35 g

B 型题

    A. 珍珠母　　B. 代赭石　　　C. 刺蒺藜　　　D. 地龙

1. 为祛风明目要药的是（　　　）

2. 可治呕吐、呃逆、嗳气的是（　　　）

3. 可治气火上逆，迫血妄行之出血证的是（　　　）

4. 可疏肝解郁的是（　　　）

5. 可治肺热咳喘的是（　　　）

6. 可凉血止血的是（　　　）

    A. 石决明　　B. 天麻　　　　C. 刺蒺藜　　　D. 地龙

7. 善治肝经风热之目赤肿痛的是（　　　）

8. 善治肝火上炎之目赤肿痛的是（　　　）

X 型题

1. 石决明和决明子均有的功效是（　　　）

    A. 平抑肝阳　B. 清肝明目　　C. 镇惊安神　　D. 润肠通便

2. 入汤剂，宜打碎先煎的是（　　　）
   A. 石决明　　　　　　　　B. 牡蛎
   C. 代赭石　　　　　　　　D. 牛黄/珍珠

3. 既可平抑肝阳又能清肝明目的是（　　　）
   A. 石决明　　B. 珍珠母　　C. 珍珠　　　D. 羚羊角

4. 煅用可制酸止痛的是（　　　）
   A. 石决明　　B. 牡蛎　　　C. 代赭石　　D. 龙骨

5. 珍珠母和珍珠均有的功效是（　　　）
   A. 平肝潜阳　B. 清肝明目　C. 镇惊安神　D. 清热解毒

6. 可重镇安神的是（　　　）
   A. 牡蛎　　　B. 龙骨　　　C. 珍珠母　　D. 珍珠

7. 牡蛎的主治有（　　　）
   A. 心神不宁　B. 惊风癫痫　C. 癥瘕积聚　D. 崩漏带下

8. 龙骨和牡蛎均有的功效是（　　　）
   A. 重镇安神　B. 平肝潜阳　C. 软坚散结　D. 收敛固涩

9. 平肝潜阳宜生用，止血宜煅用的是（　　　）
   A. 珍珠母　　B. 代赭石　　C. 石决明　　D. 牡蛎

10. 可清热利尿的是（　　　）
    A. 珍珠母　B. 代赭石　　C. 地龙　　　D. 罗布麻叶

11. 可通络止痛的是（　　　）
    A. 地龙　　　　　　　　　B. 天麻
    C. 僵蚕　　　　　　　　　D. 全蝎/蜈蚣

12. 可清肝明目的是（　　　）
    A. 羚羊角　　　　　　　　B. 蜈蚣
    C. 珍珠/珍珠母　　　　　　D. 石决明

13. 僵蚕的功效是（　　　）
    A. 息风止痉　　　　　　　B. 通络止痛
    C. 攻毒散结　　　　　　　D. 平肝潜阳

14. 蜈蚣可治疗的病证有（　　　）
    A. 惊痫抽搐　　　　　　　B. 风湿顽痹
    C. 偏正头痛　　　　　　　D. 瘰疬痰核

15. 地龙的功效是 （　　）
    A. 息风　　B. 通络　　　　C. 平喘　　　　D. 利尿
16. 地龙可治疗的病证有 （　　）
    A. 高热惊痫　　　　　　B. 风湿热痹
    C. 肺热哮喘　　　　　　D. 半身不遂
17. 牛黄可治疗的病症有 （　　）
    A. 热病神昏　　　　　　B. 小儿惊痫
    C. 口舌生疮　　　　　　D. 肝阳头痛
18. 全蝎和蜈蚣均可治疗的病证有 （　　）
    A. 痉挛抽搐　　　　　　B. 目赤畏光
    C. 风湿顽痹　　　　　　D. 偏正头痛
19. 既可祛外风，又可息内风的是 （　　）
    A. 防风　　B. 蝉蜕　　　　C. 僵蚕　　　　D. 天麻
20. 僵蚕的功效有 （　　）
    A. 平肝潜阳　　　　　　B. 息风止痉
    C. 化痰散结　　　　　　D. 祛风止痛
21. 刺蒺藜的功效有 （　　）
    A. 凉血止血　　　　　　B. 疏肝解郁
    C. 平抑肝阳　　　　　　D. 祛风止痒
22. 可清热解毒、息风止痉的是 （　　）
    A. 牛黄　　B. 熊胆　　　　C. 羚羊角　　　D. 钩藤
23. 熊胆和羚羊角均有的功效是 （　　）
    A. 平抑肝阳　　　　　　B. 清热解毒
    C. 息风止痉　　　　　　D. 清肝明目
24. 钩藤和天麻均有的功效是 （　　）
    A. 平抑肝阳　　　　　　B. 清热透邪
    C. 息风止痉　　　　　　D. 祛风通络
25. 既能平抑肝阳，又能息风止痉的药物是 （　　）
    A. 天麻　　B. 钩藤　　　　C. 地龙　　　　D. 僵蚕

参考答案

A 型题　1~4　　CACD

B 型题　1~6　　CBBCD　B

　　　　7~8　　CA

X 型题　1~5　　AB　ABC　ABD　AB　BC

　　　　6~10　　ABCD　ACD　ABD　BC　CD

　　　　11~15　　ABCD　ACD　AB　ABCD　ABCD

　　　　16~20　　ABCD　ABC　ACD　ABCD　BCD

　　　　21~25　　BCD　ABC　BCD　AC　AB

开窍药预测题

A 型题

1. 远志与石菖蒲均有的功效是 （　　　）

    A. 益智安神　B. 化湿和胃　　C. 消散痈肿　　D. 交通心肾

2. 孕妇禁用的是 （　　　）

    A. 麝香　　　B. 冰片　　　C. 苏合香　　D. 石菖蒲

B 型题

    A. 麝香　　　B. 冰片　　　C. 苏合香　　D. 石菖蒲

1. 为伤科要药，治跌仆肿痛的是 （　　　）

2. 为五官科常用药，外用治目赤肿痛的是 （　　　）

3. 能温通散寒，为治疗冻疮的良药的是 （　　　）

4. 善治痰湿蒙蔽清窍之神志昏乱的是 （　　　）

    A. 0.03~0.1 g　　　　　　　B. 0.15~0.3 g

    C. 0.3~1 g　　　　　　　　D. 1~3 g

5. 麝香入丸散服，用量是 （　　　）

6. 冰片入丸散服，用量是 （　　　）

7. 苏合香入丸散服，用量是 （　　　）

X 型题

1. 麝香和冰片均可治疗的病证有 （　　　）

    A. 闭证神昏　B. 疮疡肿毒　　C. 咽喉肿痛　　D. 胸痹心痛

2. 石菖蒲可治疗的病证有 （　　　）

    A. 痰蒙清窍　B. 耳鸣耳聋　　C. 失眠多梦　　D. 噤口痢

3. 石菖蒲的功效有 （　　　）

    A. 开窍醒神　B. 清热止痛　　C. 化湿和胃　　D. 宁神益智

4. 关于开窍药的叙述正确的是 （　　　）

A. 可治闭证、脱证神昏

B. 耗伤正气，只宜暂服

C. 多入丸散服用

D. 辛香走窜，为救急治标之品

5. 可治胸痹心痛的是（　　）

A. 麝香　　　B. 冰片　　　　C. 苏合香　　　D. 石菖蒲

6. 入丸散，不入煎剂的是（　　）

A. 麝香　　　B. 冰片　　　　C. 苏合香　　　D. 石菖蒲

7. 麝香、苏合香与冰片皆可治疗的病证是（　　）

A. 闭证神昏　B. 目赤肿痛　　C. 咽喉肿痛　　D. 胸痹心痛

8. 麝香的功效有（　　）

A. 开窍醒神　B. 醒神益智　　C. 活血通经　　D. 消肿止痛

9. 可开窍醒神的是（　　）

A. 蟾酥　　　B. 冰片　　　　C. 苏合香　　　D. 牛黄

参考答案

A 型题　1~2　AA

B 型题　1~4　ABCD

　　　　5~7　ABC

X 型题　1~5　ABCD　ABCD　ACD　BCD　ABC

　　　　6~9　ABC　AD　ACD　ABCD

补虚药预测题

1. 治脾气亏虚兼有脏器下垂首选（　　　）
    A. 太子参　　　B. 山药　　　　　C. 黄芪　　　　　D. 西洋参
2. 善治脏躁自悲自哭自笑的是（　　　）
    A. 甘草　　　　B. 大枣　　　　　C. 刺蒺藜　　　　D. 白扁豆
3. 能补肾安神的是（　　　）
    A. 刺五加　　　B. 绞股蓝　　　　C. 红景天　　　　D. 沙棘
4. 气阴两虚，而余热未清不受温补者，治疗首选的是（　　　）
    A. 北沙参　　　B. 南沙参　　　　C. 百合　　　　　D. 麦冬
5. 可治阴虚之体感受风温的是（　　　）
    A. 麦冬　　　　B. 玉竹　　　　　C. 百合　　　　　D. 天冬
6. 治热病伤津、烦渴、舌干苔黑之证的是（　　　）
    A. 百合　　　　B. 南沙参　　　　C. 石斛　　　　　D. 天冬
7. 能平抑肝阳的是（　　　）
    A. 生地黄　　　B. 龙眼肉　　　　C. 熟地黄　　　　D. 白芍
8. 既补血又止血的是（　　　）
    A. 龙眼肉　　　B. 当归　　　　　C. 阿胶　　　　　D. 白芍
9. 湿盛中满、大便泄泻者忌服的是（　　　）
    A. 补骨脂　　　B. 当归　　　　　C. 绞股蓝　　　　D. 红景天

    A. 桑椹　　　　B. 女贞子　　　　C. 墨旱莲　　　　D. 鳖甲
1. 能止血，可用于阴虚血热之出血证的是（　　　）
2. 治邪伏阴分，夜热早凉，首选的是（　　　）
3. 治癥瘕积聚，宜选（　　　）
    A. 人参　　　　B. 西洋参　　　　C. 党参　　　　　D. 太子参

4. 可复脉固脱的是（　　）

5. 可用于气血两虚证和气津两伤证的是（　　）

　　A. 桑椹　　　B. 女贞子　　　C. 墨旱莲　　　D. 枸杞子

6. 能益精明目的是（　　）

7. 能凉血止血的是（　　）

8. 能乌发明目的是（　　）

9. 能滋阴补血的是（　　）

X 型题

1. 关于补虚药之间配伍的说法正确的是（　　）

　　A. 补气药常与补阳药同用　　　B. 补气药常与补阴药同用

　　C. 补血药常与补气药同用　　　D. 补血药常与补阴药同用

2. 关于补虚药的用法，说法正确的是（　　）

　　A. 湿盛中满者慎用味甘壅中之补气药

　　B. 阴虚火旺者忌用补阳药

　　C. 脾虚湿阻、气滞食少者慎用补血药

　　D. 脾胃虚弱、痰湿内阻、腹满便溏者慎用补阴药

3. 可治肺肾虚喘的是（　　）

　　A. 核桃仁　　　　　　　　B. 蛤蚧

　　C. 紫河车　　　　　　　　D. 冬虫夏草

4. 当归可治疗的病证有（　　）

　　A. 虚寒性腹痛　　　　　　B. 跌打损伤作痛

　　C. 痈疽疮疡疼痛　　　　　D. 风寒痹痛

5. 白芍可治疗的病证有（　　）

　　A. 胁肋疼痛　　　　　　　B. 腹痛泄泻

　　C. 痢疾腹痛　　　　　　　D. 四肢挛急疼痛

6. 以下药物，能补血的是（　　）

　　A. 何首乌　　　B. 白芍　　　C. 当归　　　D. 龙眼肉

7. 百合的主治有（　　）

　　A. 阴虚燥咳　　　　　　　B. 劳嗽痰血

　　C. 失眠心悸　　　　　　　D. 心肺阴虚内热

8. 可滋肾阴、降虚火的是（　　　）

　　A. 麦冬　　　　B. 天冬　　　　C. 石斛　　　　D. 玉竹

9. 可滋补肝肾的是（　　　）

　　A. 枸杞子　　　B. 女贞子　　　C. 墨旱莲　　　D. 桑椹

10. 可气阴双补的是（　　　）

　　A. 西洋参　　　B. 山药　　　C. 南沙参　　　D. 黄精

11. 龟甲和鳖甲均可治疗的病证是（　　　）

　　A. 阴虚内热　　　　　　　B. 阴虚血热

　　C. 阴虚风动　　　　　　　D. 阴虚阳亢

12. 可养肝明目的是（　　　）

　　A. 菟丝子　　　　　　　　B. 沙苑子

　　C. 女贞子/覆盆子　　　　　D. 枸杞子

13. 沙棘和红景天均有的功效是（　　　）

　　A. 补气健脾　　　　　　　B. 化痰止咳

　　C. 活血化瘀　　　　　　　D. 补肾安神

14. 绞股蓝和沙棘均有的功效是（　　　）

　　A. 补气健脾　　　　　　　B. 化痰止咳

　　C. 活血化瘀　　　　　　　D. 补肾安神

15. 不宜与藜芦同用的是（　　　）

　　A. 人参　　　B. 西洋参　　　C. 党参　　　D. 太子参

16. 不宜与人参同用的有（　　　）

　　A. 细辛　　　B. 藜芦　　　C. 五灵脂　　　D. 赤芍

17. 人参的功效有（　　　）

　　A. 补脾益肺　　　　　　　B. 大补元气

　　C. 生津养血　　　　　　　D. 安神益智

18. 人参和党参均有的功效是（　　　）

　　A. 补脾益肺　　　　　　　B. 大补元气

　　C. 生津养血　　　　　　　D. 安神益智

19. 太子参的功效有（　　　）

　　A. 补气健脾　　　　　　　B. 润肺生津

　　C. 固精止带　　　　　　　D. 养血安神

20. 山药和黄精均有的功效是（　　）
   A. 补气养阴　　　　　　　　B. 补脾肺肾
   C. 固精止带　　　　　　　　D. 清热生津

21. 黄芪的功效有（　　）
   A. 益卫固表　　　　　　　　B. 利尿消肿
   C. 托毒生肌　　　　　　　　D. 升阳举陷

22. 白术和黄芪均有的功效是（　　）
   A. 补气　　　B. 健脾　　　C. 止汗　　　D. 安胎

23. 红景天的功效有（　　）
   A. 补气健脾　　　　　　　　B. 止咳平喘
   C. 活血通脉　　　　　　　　D. 清热解毒

24. 白扁豆的功效有（　　）
   A. 补脾和中　　　　　　　　B. 化湿消暑
   C. 养血安神　　　　　　　　D. 清热解毒

25. 大枣的功效有（　　）
   A. 补中益气　　　　　　　　B. 化湿消暑
   C. 养血安神　　　　　　　　D. 祛痰止咳

26. 均能补肾阳、强筋骨的有（　　）
   A. 鹿茸　　　B. 淫羊藿　　　C. 巴戟天　　　D. 仙茅

27. 杜仲、续断和桑寄生均有的功效是（　　）
   A. 祛风湿　　　B. 补肝肾　　　C. 强筋骨　　　D. 安胎

28. 肉苁蓉和锁阳均有的功效是（　　）
   A. 强筋骨　　　B. 补肾阳　　　C. 益精血　　　D. 润肠通便

29. 百合可治疗的病证有（　　）
   A. 内热消渴　　　　　　　　B. 阴虚燥咳
   C. 胃阴虚证　　　　　　　　D. 失眠心悸

30. 可温脾止泻的是（　　）
   A. 补骨脂　　　B. 鹿茸　　　C. 沙苑子　　　D. 益智仁

31. 蛤蚧和紫河车均有的功效是（　　）
   A. 益气养血　　　　　　　　B. 补益肺肾
   C. 纳气平喘　　　　　　　　D. 助阳益精

32. 龙眼肉具有的功效是（　　　）
    A. 活血止痛　　　　　　　　B. 补益心脾
    C. 养血安神　　　　　　　　D. 滋阴润肺

33. 南沙参具有的功效是（　　　）
    A. 清心安神　　　　　　　　B. 养阴清热
    C. 益胃生津　　　　　　　　D. 补气化痰

34. 麦冬具有的功效是（　　　）
    A. 清心除烦　　　　　　　　B. 养阴润肺
    C. 益胃生津　　　　　　　　D. 补气养阴

35. 玉竹可治疗的病证有（　　　）
    A. 肺阴虚证　　　　　　　　B. 胃阴虚证
    C. 内热消渴　　　　　　　　D. 阴虚外感

36. 蛤蚧具有的功效是（　　　）
    A. 益气养血　　　　　　　　B. 补益肺肾
    C. 纳气平喘　　　　　　　　D. 助阳益精

37. 龟甲具有的功效是（　　　）
    A. 滋阴潜阳　　　　　　　　B. 益肾健骨
    C. 养血补心　　　　　　　　D. 固经止崩

38. 鳖甲具有的功效是（　　　）
    A. 滋阴潜阳　　　　　　　　B. 益肾健骨
    C. 退热除蒸　　　　　　　　D. 软坚散结

39. 白芍具有的功效是（　　　）
    A. 养血调经　　　　　　　　B. 敛阴止汗
    C. 柔肝止痛　　　　　　　　D. 平抑肝阳

40. 既可补血又可活血的是（　　　）
    A. 当归　　　　　　　　　　B. 何首乌
    C. 阿胶　　　　　　　　　　D. 鸡血藤

41. 山药的归经是（　　　）
    A. 心　　　B. 脾　　　　C. 肺　　　　D. 肾

42. 不宜与甘草同用的是（　　　）
    A. 海藻　　B. 大戟　　　C. 甘遂　　　D. 芫花

43. 鹿茸的功效有（　　　）

    A. 益精血　　B. 强筋骨　　　C. 调冲任　　　　D. 托疮毒

44. 可补肾阳，强筋骨，祛风湿的是（　　　）

    A. 鹿茸　　　B. 淫羊藿　　　C. 巴戟天　　　　D. 仙茅

45. 可补肝肾，强筋骨，安胎的是（　　　）

    A. 续断　　　B. 五加皮　　　C. 桑寄生　　　　D. 杜仲

46. 可补肾助阳，固精缩尿的是（　　　）

    A. 沙苑子　　B. 补骨脂　　　C. 益智仁　　　　D. 菟丝子

47. 可养血安神的中药有（　　　）

    A. 何首乌　　B. 首乌藤　　　C. 大枣　　　　　D. 龙眼肉

48. 绞股蓝可治疗的病证有（　　　）

    A. 脾气虚证　　　　　　　B. 肺虚咳嗽

    C. 热毒之证　　　　　　　D. 跌打损伤

49. 红景天可治疗的病证有（　　　）

    A. 脾气虚证　　　　　　　B. 跌打损伤

    C. 热毒之证　　　　　　　D. 肺阴虚咳嗽

50. 沙棘可治疗的病证有（　　　）

    A. 脾虚食少　　　　　　　B. 咳嗽痰多

    C. 胸痹心痛　　　　　　　D. 跌打损伤

51. 制何首乌的主治病证是（　　　）

    A. 久疟　　　　　　　　　B. 须发早白

    C. 腰膝酸软　　　　　　　D. 肠燥便秘

参考答案

A 型题　1~5　CBABB

        6~9　CDCB

B 型题　1~5　CDDAC

        6~9　DCBA

X 型题　1~5　ABCD　ABCD　ABCD　ABCD　ABCD

        6~10　ABCD　ABCD　BC　ABCD　ABCD

        11~15　ACD　ABCD　AC　AB　ABC

        16~20　BC　ABCD　AC　AB　AB

21~25　ABCD　ABC　ABC　AB　AC

26~30　ABCD　BCD　BCD　BCD　AD

31~35　BCD　BC　BCD　ABC　ABCD

36~40　BCD　ABCD　ACD　ABCD　AD

41~45　BCD　ABCD　ABCD　BCD　ACD

46~51　ABCD　BCD　ABC　ABD　ABCD　BC

收涩药预测题

A 型题

1. 内服须煨熟去油用的是（　　　）
   A. 覆盆子　　B. 肉豆蔻　　　C. 五倍子　　　D. 莲子
2. 涩肠止泻宜煨用，敛肺止咳、利咽开音宜生用的是（　　　）
   A. 乌梅　　　B. 罂粟壳　　　C. 五倍子　　　D. 诃子
3. 可治肺热咳嗽的是（　　　）
   A. 五倍子　　B. 五味子　　　C. 乌梅　　　　D. 罂粟壳
4. 功专固表止汗的是（　　　）
   A. 麻黄根　　B. 五味子　　　C. 五倍子　　　D. 罂粟壳
5. 可收湿敛疮的是（　　　）
   A. 海螵蛸　　B. 莲子　　　　C. 芡实　　　　D. 椿皮

B 型题

   A. 椿皮　　　B. 山茱萸　　　C. 覆盆子　　　D. 桑螵蛸
1. 可补肾助阳的是（　　　）
2. 可清热燥湿的是（　　　）
3. 常治肾虚不固之白浊的是（　　　）
4. 可养肝明目的是（　　　）
5. 既能益精，又可助阳，为平补阴阳之要药的是（　　　）
6. 治大汗不止，体虚欲脱，为防止元气虚脱之要药的是
   （　　　）

   A. 莲子　　　B. 禹余粮　　　C. 五倍子　　　D. 肉豆蔻
7. 可养心安神的是（　　　）
8. 可敛肺降火的是（　　　）
9. 治疗虚寒性泻痢宜首选的是（　　　）
10. 治疗久泻久痢、下痢脓血宜首选的是（　　　）

X 型题

1. 五味子可治疗的病证有（　　　）
   A. 久泻不止　B. 热伤气阴　　C. 消渴证　　　D. 失眠多梦
2. 以下药物，可利咽开音的是（　　　）
   A. 蝉蜕　　　B. 胖大海　　　C. 桔梗　　　D. 诃子
3. 石榴皮的功效有（　　　）
   A. 涩肠止泻　B. 收敛止血　　C. 收涩止带　　D. 杀虫
4. 可固精缩尿的是（　　　）
   A. 海螵蛸　　B. 山茱萸　　　C. 桑螵蛸　　D. 覆盆子
5. 治肝肾不足，目暗不明，可用的是（　　　）
   A. 菟丝子　　B. 枸杞子　　　C. 女贞子　　D. 覆盆子
6. 海螵蛸的功效是（　　　）
   A. 固精缩尿　B. 收敛止血　　C. 固精止带　　D. 收湿敛疮
7. 椿皮可治疗的病证有（　　　）
   A. 赤白带下　B. 久泻久痢　　C. 湿热泻痢　　D. 崩漏经多
8. 收敛固涩，可止带的是（　　　）
   A. 海螵蛸　　B. 石榴皮　　　C. 禹余粮　　D. 椿皮
9. 用治湿热带下的是（　　　）
   A. 黄柏　　　B. 秦皮　　　　C. 龙胆草　　D. 椿皮
10. 能涩肠止泻，收敛止血的是（　　　）
    A. 五倍子　　B. 石榴皮　　　C. 禹余粮　　D. 赤石脂
11. 可治湿热带下的是（　　　）
    A. 椿皮　　　B. 五味子　　　C. 芡实　　　D. 山茱萸
12. 可治湿热泻痢的是（　　　）
    A. 椿皮　　　B. 五倍子　　　C. 木香　　　D. 黄连
13. 收敛固涩，可止汗的是（　　　）
    A. 五味子　　B. 五倍子　　　C. 麻黄根　　D. 山茱萸
14. 收敛固涩，可止精的是（　　　）
    A. 五味子　　B. 五倍子　　　C. 椿皮　　　D. 山茱萸
15. 既能涩肠止泻，又能收敛止血的是（　　　）
    A. 五味子　　　　　　　　　B. 五倍子

C. 赤石脂/禹余粮　　　　　D. 石榴皮

16. 可敛肺止咳的是（　　　）
    A. 五味子　　　　　　　　B. 五倍子/乌梅
    C. 罂粟壳　　　　　　　　D. 诃子

17. 五味子的功效是（　　　）
    A. 收敛止血　　　　　　　B. 收敛固涩
    C. 益气生津　　　　　　　D. 补肾宁心

18. 五倍子的功效是（　　　）
    A. 涩肠止泻　　　　　　　B. 固精止遗
    C. 收敛止血　　　　　　　D. 敛汗

19. 乌梅的功效是（　　　）
    A. 涩肠止泻　　　　　　　B. 敛肺止咳
    C. 安蛔止痛　　　　　　　D. 生津止渴

20. 覆盆子的功效是（　　　）
    A. 涩肠止泻　　　　　　　B. 固精缩尿
    C. 养肝明目　　　　　　　D. 补益肝肾

参考答案

A 型题　1~5　　BDAAA

B 型题　1~6　　DADCB　B
　　　　7~10　　ACDB

X 型题　1~5　　ABCD　ABCD　ABCD　BCD　ABCD
　　　　6~10　　BCD　ABCD　ABCD　ABCD　ABCD
　　　　11~15　AC　ACD　ABCD　ABD　BCD
　　　　16~20　ABCD　BCD　ABCD　ABCD　BCD

涌吐、攻毒杀虫止痒、拔毒化腐生肌药
预测题

A 型题

1. 雄黄的内服用量是（　　　）
   A. 1.5~3 g　　　　　　　　B. 0.05~0.1 g
   C. 0.015~0.03 g　　　　　D. 4.5~9 g
2. 可解毒杀虫、消肿、止痢的是（　　　）
   A. 雄黄　　　B. 大蒜　　　C. 蟾酥　　　D. 硫黄
3. 可治疗疟疾的是（　　　）
   A. 瓜蒂　　　B. 常山　　　C. 胆矾　　　D. 硫黄
4. 硫黄的内服用量是（　　　）
   A. 1.5~3 g　　　　　　　　B. 0.05~0.1 g
   C. 0.015~0.03 g　　　　　D. 4.5~9 g
5. 外用拔毒生肌、杀虫止痒，内服坠痰镇惊的是（　　　）
   A. 红粉　　　B. 铅丹　　　C. 轻粉　　　D. 砒石
6. 外用解毒杀虫疗疮，内服补火助阳通便的是（　　　）
   A. 雄黄　　　B. 白矾　　　C. 胆矾　　　D. 硫黄
7. 可杀虫、疗癣、止痒的是（　　　）
   A. 瓜蒂　　　B. 土荆皮　　　C. 胆矾　　　D. 蟾酥
8. 可攻毒杀虫、祛风止痛的是（　　　）
   A. 蜂房　　　B. 土荆皮　　　C. 大蒜　　　D. 蟾酥

B 型题

   A. 铅丹　　　B. 轻粉　　　C. 红粉　　　D. 炉甘石
1. 有拔毒生肌、杀虫止痒功效的是（　　　）
2. 解毒明目退翳、收湿止痒敛疮的是（　　　）
3. 治目赤翳障，为眼科外用常用药的是（　　　）

4. 治痈疽溃后，腐肉不去，新肉难生，宜首选（　　）

　　A. 常山　　　B. 瓜蒂　　　　C. 胆矾　　　　D. 皂荚

5. 能涌吐痰涎、截疟的是（　　）

6. 能涌吐痰食、祛湿退黄的是（　　）

　　A. 蛇床子　　B. 白矾　　　　C. 土荆皮　　　D. 大蒜

7. 以外用治癣病为主的是（　　）

8. 治疮面湿烂或瘙痒首选的是（　　）

9. 治疗痔疮、脱肛、子宫脱垂常用的是（　　）

　　A. 雄黄　　　B. 硫黄　　　　C. 蟾酥　　　　D. 蛇床子

10. 治疥疮首选（　　）

11. 有麻醉止痛功效的是（　　）

12. 治痧胀腹痛、神昏吐泻的是（　　）

13. 能解毒杀虫、祛痰截疟的是（　　）

14. 治阴部瘙痒，为妇科常用药的是（　　）

15. 有解毒、止痛、开窍醒神功效的是（　　）

16. 外用解毒杀虫止痒，内服补火助阳通便的是（　　）

17. 可杀虫止痒、燥湿祛风、温肾壮阳的是（　　）

X 型题

1. 涌吐药用于下列哪些病证（　　）

　　A. 误食毒物，停留胃中，未被吸收

　　B. 宿食停滞不化，尚未入肠

　　C. 痰涎壅盛，阻于胸膈或咽喉

　　D. 痰浊上涌，蒙蔽清窍，癫痫发狂

2. 能治疟疾的是（　　）

　　A. 砒石/柴胡/仙鹤草　　　　B. 常山/槟榔

　　C. 鸦胆子/何首乌　　　　　　D. 青蒿

3. 关于常山的用法，叙述正确的是（　　）

　　A. 煎服，4.5~9 g

　　B. 涌吐可生用，截疟宜酒制用

　　C. 治疟宜在发作前半天或 2 小时服用

D. 体虚者及孕妇不宜用

4. 以下药物切忌火煅的是（　　　）

A. 朱砂　　　B. 琥珀　　　　C. 雄黄　　　　D. 砒石

5. 白矾可治疗的病证有（　　　）

A. 湿疹瘙痒　　　　　　　B. 久泻久痢

C. 癫痫发狂　　　　　　　D. 便血吐衄

6. 硫黄可治疗的病证有（　　　）

A. 阴疽　　　　　　　　　B. 疥疮

C. 虚喘冷哮　　　　　　　D. 虚冷便秘

7. 关于红粉的用法，叙述正确的是（　　　）

A. 只供外用，不可内服

B. 多用纯品

C. 多配煅石膏外用

D. 宜用于外疡腐肉已去或脓水已尽者

8. 只供外用，不可内服的是（　　　）

A. 土荆皮　　　B. 升药　　　　C. 炉甘石　　　D. 砒石

9. 能涌吐风痰，治癫痫的是（　　　）

A. 常山　　　　B. 瓜蒂　　　　C. 胆矾　　　　D. 皂荚

10. 蛇床子的功效是（　　　）

A. 助阳通便　　　　　　　B. 燥湿祛风

C. 杀虫止痒　　　　　　　D. 温肾壮阳

11. 可开窍醒神的是（　　　）

A. 蟾酥　　　　　　　　　B. 冰片

C. 苏合香　　　　　　　　D. 牛黄

12. 具有杀虫止痒功效的是（　　　）

A. 蛇床子　　　　　　　　B. 铅丹

C. 土荆皮　　　　　　　　D. 红粉

参考答案

A 型题　　1~5　　　BBBAB

　　　　　6~8　　　DBA

B 型题　1~4　　ADDC

　　　　5~9　　ABCBB

　　　　10~17　BCCAD　CBD

X 型题　1~5　　ABCD　ABCD　ABCD　ABCD　ABCD

　　　　6~10　ABCD　AC　ABC　BCD　BCD

　　　　11~12　ABCD　ABC